Oerkrachtige Smaaksensaties
Een Hedendaags Paleo Kookavontuur

Eveline van der Vuur

Inhoudsopgave

Bizongehaktballetjes met Appelbessensaus en Courgette Pappardelle 10
gehaktballetjes 10
Appel-bessensaus 10
Courgette Pappardelle 10
Bison-Cep Bolognese met geroosterde knoflookspaghettipompoen 13
Bizon met Chili Carne 16
Marokkaanse bizonsteaks met geroosterde citroen 18
Herbes de Provence-gewreven gebraden bizonlende 19
In koffie gestoofde bizon shortribs met mandarijnengremolata en selderijpuree ... 21
Marinade 21
verdrinken 21
Rundvlees Bottenbouillon 24
Gekruide Tunesische varkensschouder met pittige zoete aardappelen 26
het varken 26
de chips 26
Gegrilde Cubaanse varkensschouder 28
Varkensrolletje met Italiaanse kruiden en groenten 31
Varkensvleesmol uit de slowcooker 33
Stoofpotje van varkensvlees en pompoen 35
Met fruit gevulde gebraden lendestuk met cognacsaus 37
Brandwond 37
Brandewijnsaus 37
Gebraden varkensvlees in Porchetta-stijl 40
Tomatillo varkenslende 42
Varkenshaas gevuld met abrikozen 44
Kruidenkorst varkenshaasje met krokante knoflookolie 46
Indiaas gekruid varkensvlees met kokossaus 48
Scaloppini van varkensvlees met gekruide appels en kastanjes 49
Gebakken Varkensvleesfajita 52
Varkenshaasje met Port en Aran 53
Varkensvlees in Moo Shu-stijl in slabekers met ingemaakte, snelle groenten 55

Ingelegde Groenten 55
het varken 55
Varkenshaasjes met macadamia's, salie, vijgen en aardappelpuree 57
In de pan geroosterde rozemarijn- en lavendelkarbonades met druiven en
    geroosterde walnoten 59
Gegrilde karbonades alla Fiorentina met geroosterde broccoli 61
Gevulde varkenskarbonades 63
Varkenshaasjes met een korst van Dijon-pecannoten 66
Varkensvlees met walnootkorst en bramenspinaziesalade 68
Buikspek met zoetzure rode kool 70
kool 70
het varken 70
Gerookte babyruggen met appelmosterdzwabbersaus 72
de ribben 72
de saus 72
Gebakken BBQ Landelijke varkensribbetjes met verse ananassla 75
Pittige Varkensgoulash 77
Goulash 77
kool 77
Italiaanse Worst Gehaktballetjes Gemarineerd Met Gesneden Venkel En Gebakken
    Uien 79
gehaktballetjes 79
naar de jachthaven 79
Gevulde varkenscourgettekommen met basilicum en pijnboompitten 81
Curry varkensvlees en ananas "Noodles" kommen met kokosmelk en kruiden 83
Pittige gegrilde varkenskarbonades met pittige komkommersalade 85
Pizza met courgettebodem in de zon met tomatenpesto, paprika en Italiaanse worst
    87
Gegrilde Citroen Koriander Been Gerookte Asperges 90
Heet Lam 92
Lamsstoofpot met selderijnoedels 94
Franse lamskoteletjes met granaatappel en dadels 96
Chutney 96
lamskoteletjes 96
Chimichurri lamssteak met gebakken radicchio 98

Ansjovis en salie ingesmeerde lamskoteletjes met wortel en remoulade van zoete aardappel 100
Lamskoteletjes met sjalot, munt en oregano rub 102
Lam 102
salade 102
Tuinlamsburgers met coulis van rode peper 104
Coulis van rode peper 104
hamburgers 104
Lamskoteletjes met dubbele oregano en tzatzikisaus 107
Lamskebabs 107
Tzatziki-saus 107
Gebraden kip met saffraan en citroen 109
Spatchcockcock-kip met Jicama-slaw 111
Kip 111
salade 111
Gebraden kip met wodka, wortel en tomatensaus 114
Poulet Roti en Rutabaga Frites 116
Triple Mushroom Coq au Vin met Bieslookpuree en Koolraap 118
Perzikbrandewijn geglazuurde drumstokken 120
Perzikbrandewijnglazuur 120
Gemarineerde Chili Kip Met Mango Meloen Salade 122
Kip 122
salade 122
Tandoori-stijl kippenpoten met komkommerraita 125
Kip 125
Komkommer Raita 125
Kipcurry met wortelgroenten, asperges en groene appel met muntsaus 127
Kip Paillard-salade met gegrilde frambozen, rode biet en geroosterde amandelen 129
Met Broccoli Rabe Gevulde Kipfilets Met Verse Tomatensaus En Caesarsalade 132
Wraps met gegrilde kipshoarma met gekruide groenten en spinaziegarnituur 134
Gebakken kipfilets met champignons, bloemkool-knoflookpuree en geroosterde asperges 136
Kippensoep op Thaise wijze 138
Geroosterde kip met citroen en salie-andijvie 140
Kip met sjalotten, waterkers en radijsjes 143

Kip tikka masala 145
Ras el Hanout Kippendijen 148
Sterfruit Adobo Kippendijen op Gestoofde Spinazie 150
Kip Poblano Kooltaco's met Chipotle Mayo 152
Kipstoofpot met wortelen en paksoi 154
Kip met sinaasappel-cashew en paprika roerbak in slawraps 156
Vietnamese kip met kokoscitroengras 158
Salade van geroosterde kip en appel-escarole 161
Toscaanse kippensoep met boerenkoollinten 163
Kip wo 165
Kipburgers met Szechwan cashewsaus 167
Szechwan cashewsaus 167
Kalkoen Kippenpotten 169
Spaanse kippen uit Cornwall 171
Cornish pistache gebraden kip met rucola, abrikozen en venkelsalade 173
Eendenborst met granaatappel- en jicamasalade 177
Gebraden kalkoen met knoflookwortelpuree 179
Gevulde kalkoenfilet met pestosaus en rucolasalade 182
Gekruide Kalkoenborst met Kersen BBQ-saus 184
In wijn geroosterde kalkoenhaas 186
Gebakken kalkoenfilet met bieslook-scampisaus 189
Kalkoenpoten met wortelgroenten 191
Gekruide kalkoen met gekarameliseerde uienketchup en geroosterde kool 193
Turkije Posole 195
Kippenbottenbouillon 197
Harissa groene zalm 200
de zalm 200
harissa 200
Gekruide zonnebloempitten 200
salade 200
Gegrilde zalmartisjok met gemarineerde hartsalade 204
Flash Chili Salie Geroosterde Zalm Met Groene Tomatensalsa 206
de zalm 206
Groene Tomatensalsa 206
Geroosterde zalm en asperges en Papillote met citroen-hazelnootpesto 209

Gekruide zalm met ingewreven champignon-appelmoes 211
Zeetong en Papillote Julienne met Groenten 214
Vistaco's met rucola-pesto en gerookte citroencrème 216
Zool met amandelhuid 218
Gegrilde kabeljauw- en courgetteschijfjes met mango-basilicumsaus 220

BIZONGEHAKTBALLETJES MET APPELBESSENSAUS EN COURGETTE PAPPARDELLE

VOORBEREIDING: 25 minuten braden: 15 minuten koken: 18 minuten maken: 4 porties

DE GEHAKTBALLETJES ZULLEN ERG NAT ZIJN ALS JE ZE VORMGEEFT. OM TE VOORKOMEN DAT HET VLEESMENGSEL AAN UW HANDEN BLIJFT PLAKKEN, HOUDT U EEN KOM KOUD WATER BIJ DE HAND EN MAAKT U UW HANDEN AF EN TOE NAT TERWIJL U WERKT. VERVERS HET WATER EEN PAAR KEER TIJDENS HET MAKEN VAN DE GEHAKTBALLETJES.

GEHAKTBALLETJES
Olijfolie

½ kopje gehakte rode ui

2 teentjes knoflook, fijngehakt

1 ei, lichtgeklopt

½ kopje champignons en stengels gehakt

2 eetlepels Italiaanse (platbladige) gehakte verse peterselie

2 eetlepels olijfolie

1 pond gemalen bizons (grove grond indien beschikbaar)

APPEL-BESSENSAUS
2 eetlepels olijfolie

2 grote Granny Smith-appels, geschild, klokhuis verwijderd en in stukjes gesneden

2 sjalotjes, fijngehakt

2 eetlepels verse citroen

½ kopje kippenbottenbouillon (zie het recept) of kippenbouillon zonder zout

2 tot 3 eetlepels gedroogde bessen

COURGETTE PAPPARDELLE
6 courgettes

2 eetlepels olijfolie

¼ kopje fijngehakte ui

½ theelepel gemalen rode peper

2 teentjes knoflook, fijngehakt

1. Om de gehaktballetjes te maken, verwarm de oven voor op 375 ° F. Bestrijk een bakvorm licht met olijfolie; laten liggen Combineer de ui en knoflook in een keukenmachine of blender. Tot een zachte polsslag. Breng het uienmengsel over in een middelgrote kom. Voeg het ei, de champignons, de peterselie en 2 eetlepels olie toe; mix om te combineren. Voeg gemalen bizons toe; meng licht maar grondig. Verdeel het vleesmengsel in 16 porties; gehaktballetjes vormen. Leg de gehaktballetjes, gelijkmatig verdeeld, op de voorbereide bakplaat. Bak gedurende 15 minuten; laten liggen

2. Verhit voor de saus in een pan 2 eetlepels olie op middelhoog vuur. Voeg appels en sjalotten toe; kook en roer gedurende 6 tot 8 minuten of tot ze zacht zijn. Roer het citroensap erdoor. Doe het mengsel in een keukenmachine of blender. Bedek en verwerk of meng tot een gladde massa; keer terug naar de pan. Roer de kippenbottenbouillon en krenten erdoor. Aan de kook brengen; verminder hitte Kook, onafgedekt, gedurende 8 tot 10 minuten, onder regelmatig roeren. Gehaktballetjes toevoegen; kook en roer op laag vuur tot het gaar is.

3. Snijd ondertussen voor de pappardelle de uiteinden van de courgette. Snijd de courgette in dunne linten met een mandoline of een zeer scherpe dunschiller. (Om de korst intact te houden, stop je met scheren als je bij de zaden in het midden van de pompoen bent.) Verhit 2 eetlepels olie

in een grote koekenpan op middelhoog vuur. Roer de lente-uitjes, gemalen rode peper en knoflook erdoor; kook en roer gedurende 30 seconden. Voeg de courgettelinten toe. Kook en roer zachtjes gedurende 3 minuten of tot het verwelkt is.

4. Verdeel de pappardelle over vier kommen; met gehaktballetjes en appel-bessensaus.

BISON-CEP BOLOGNESE MET GEROOSTERDE KNOFLOOKSPAGHETTIPOMPOEN

VOORBEREIDING:30 minuten koken: 1 uur 30 minuten bakken: 35 minuten maken: 6 porties

TERWIJL JE DACHT DAT JE GEGETEN HADWANNEER U VOOR UW LAATSTE SPAGHETTI MET VLEESSAUS HET PALEO DIEET® HEEFT AANGENOMEN, DENK DAN NOG EENS GOED NA. OP SMAAK GEBRACHT MET KNOFLOOK, RODE WIJN EN AARDSE PADDENSTOELEN, WORDT DEZE RIJKE BOLOGNESE IN ZOETE EN HARTIGE STUKJES SPAGHETTIPOMPOEN GEPEPERD. JE ZULT GEEN ENKELE PASTA MISSEN.

- 1 ons gedroogde paddenstoelen
- 1 kopje kokend water
- 3 eetlepels extra vergine olijfolie
- 1 kilo gemalen bizons
- 1 kop fijngehakte wortelen (2)
- ½ kopje gehakte ui (1 middelgrote)
- ½ kopje gehakte bleekselderij (één stengel)
- 4 teentjes knoflook, fijngehakt
- 3 eetlepels ongezouten tomatenpuree
- ½ kopje rode wijn
- 2 blikjes van 15 ounce ongezouten geplette tomaten
- 1 theelepel gedroogde oregano, geraspt
- 1 eetlepel gedroogde tijm, geplet
- ½ theelepel zwarte peper
- 1 middelgrote spaghettipompoen (2½ tot 3 pond)
- 1 bol knoflook

1. Combineer champignons en kokend water in een kleine kom; laat 15 minuten staan. Giet door een zeef bekleed met een 100% katoenen doek en bewaar het weekvocht. Snijd de champignons; laten liggen

2. Verhit in een Nederlandse oven van 4 tot 5 liter 1 eetlepel olijfolie op middelhoog vuur. Voeg gemalen bizons, wortels, ui, selderij en knoflook toe. Kook tot het vlees bruin is en de groenten gaar zijn, roer met een houten lepel om het vlees te breken. Tomatenpuree toevoegen; kook en roer gedurende 1 minuut. Voeg rode wijn toe; kook en roer gedurende 1 minuut. Roer de champignons, tomaten, oregano, tijm en peper erdoor. Voeg de gereserveerde champignonvloeistof toe en zorg ervoor dat u geen gruis of zand op de bodem van de pot toevoegt. Breng aan de kook, af en toe roerend; zet het vuur laag Kook, afgedekt, gedurende 1 ½ tot 2 uur of tot de gewenste consistentie.

3. Verwarm ondertussen de oven voor op 375 ° F. Snijd de pompoen in de lengte; verwijder de zaden Leg de pompoenhelften met de snijkant naar beneden in een grote ovenschaal. Prik het vel rondom in met een vork. Snijd de bovenste halve centimeter van de knoflookbol af. Leg de knoflook met de snijkant naar boven in de ovenschaal met de pompoen. Besprenkel met de resterende 1 eetlepel olijfolie. Bak gedurende 35 tot 45 minuten of tot de pompoen en knoflook gaar zijn.

4. Verwijder met een lepel en vork het pompoenvlees uit elke helft van de pompoen; doe het in een kom en dek af om warm te blijven. Als de knoflook koel genoeg is om te

hanteren, knijp je de bol vanaf de onderkant in om de kruidnagels te verwijderen. Gebruik een vork om de knoflookteentjes fijn te maken. Meng de knoflookpuree door de pompoen en verdeel de knoflook gelijkmatig. Schep de saus over het pompoenmengsel om te serveren.

BIZON MET CHILI CARNE

VOORBEREIDING:25 minuten koken: 1 uur en 10 minuten bereiding: 4 porties

ONGEZOETE CHOCOLADE, KOFFIE EN KANEELVOEG INTERESSE TOE AAN DEZE LIEVE FAVORIET. WIL JE EEN EGALE ROOKSMAAK, VERVANG DAN 1 EETLEPEL GEROOKTE PAPRIKA DOOR GEWONE PAPRIKA.

- 3 eetlepels extra vergine olijfolie
- 1 kilo gemalen bizons
- ½ kopje gehakte ui (1 middelgrote)
- 2 teentjes knoflook, fijngehakt
- 2 blikjes van 14,5 ounce ongezouten, ongedraineerde tomatenblokjes
- 1 blikje ongezouten tomatenpuree van 6 ounce
- 1 kopje runderbottenbouillon (zie het recept) of runderbouillon zonder zout
- ½ kopje sterke koffie
- 2 ons bakrepen van 99% cacao, gehakt
- 1 theelepel paprikapoeder
- 1 eetlepel gemalen komijn
- 1 theelepel gedroogde oregano
- 1 ½ theelepel gerookte kruiden (zie het recept)
- ½ theelepel gemalen kaneel
- ⅓ kopje nuggets
- 1 theelepel olijfolie
- ½ kopje cashewroom (zie het recept)
- 1 eetlepel verse citroen
- ½ kopje verse korianderblaadjes
- 4 schijfjes citroen

1. Verhit 3 eetlepels olijfolie in een pan op middelhoog vuur. Voeg gemalen bizons, ui en knoflook toe; kook ongeveer 5 minuten of tot het vlees bruin is, roer met een houten lepel om het vlees te breken. Meng ongedraineerde

tomaten, tomatenpuree, runderbottenbouillon, koffie, bakchocolade, paprika, komijn, oregano, 1 theelepel Smoky Seasoning en kaneel. Aan de kook brengen; verminder hitte Kook, afgedekt, gedurende 1 uur, af en toe roerend.

2. Rooster ondertussen de nuggets in een kleine koekenpan in 1 eetlepel olijfolie op middelhoog vuur tot ze opzwellen en goudbruin beginnen te worden. Doe de pepitas in een kleine kom; voeg de resterende ½ theelepel rokerige kruiden toe; Bedek je

3. Combineer cashewroom en citroensap in een kleine kom.

4. Doe de chili in kommen om te serveren. Werk af met cashewroom, paprika en koriander. Serveer met partjes citroen.

MAROKKAANSE BIZONSTEAKS MET GEROOSTERDE CITROEN

VOORBEREIDING: 10 minuten op de grill: 10 minuten bereiding: 4 porties

SERVEER DEZE SNELKOKENDE STEAKSMET FRISSE EN KNAPPERIG GEKRUIDE WORTELSALADE (ZIE<u>HET RECEPT</u>). ALS JE IETS ZOETS WILT, GEGRILDE ANANAS MET KOKOSCRÈME (ZIE<u>HET RECEPT</u>) ZOU EEN GEWELDIGE MANIER ZIJN OM DE MAALTIJD TE BEËINDIGEN.

2 eetlepels gemalen kaneel

2 theelepels paprikapoeder

1 eetlepel knoflookpoeder

¼ theelepel cayennepeper

4 6-ounce bizonfilet mignon-steaks, in plakjes gesneden van ¾ tot 1 inch dik

2 citroenen, horizontaal gehalveerd

1. Meng in een kleine kom de kaneel, paprika, knoflookpoeder en cayennepeper. Dep de biefstuk droog met keukenpapier. Wrijf beide kanten van de biefstuk in met het kruidenmengsel.

2. Bij een houtskool- of gasgrill plaats je de steaks direct op de grill op middelhoog vuur. Dek af en grill gedurende 10 tot 12 minuten voor medium-rare (145°F) of 12 tot 15 minuten voor medium (155°F), waarbij u halverwege het braden één keer draait. Leg intussen de citroenhelften met de snijkant naar beneden op de grill. Grill gedurende 2 tot 3 minuten of tot ze licht verkoold en sappig zijn.

3. Serveer gegrild met halve citroenen om over de biefstuk uit te persen.

HERBES DE PROVENCE-GEWREVEN GEBRADEN BIZONLENDE

VOORBEREIDING:15 minuten koken: 15 minuten braden: 1 uur 15 minuten staan: 15 minuten maken: 4 porties

HERBES DE PROVENCE IS EEN MENGSELGEDROOGDE KRUIDEN DIE IN OVERVLOED GROEIEN IN ZUID-FRANKRIJK. HET MENGSEL BEVAT MEESTAL EEN COMBINATIE VAN BASILICUM, VENKELZAAD, LAVENDEL, MARJOLEIN, ROZEMARIJN, SALIE, BONENKRUID EN TIJM. DEZE ZEER AMERIKAANSE BRAADSTUK SMAAKT HEERLIJK.

- 1 Bison lendestuk van 3 kilo
- 3 eetlepels Provençaalse kruiden
- 4 eetlepels extra vergine olijfolie
- 3 teentjes knoflook, fijngehakt
- 4 kleine kikkererwten, geschild en gehakt
- 2 rijpe peren, zonder steel en gehakt
- ½ kopje ongezoete perennectar
- 1 tot 2 eetlepels verse tijm

1. Verwarm de oven voor op 375 ° F. Verwijder het verbrande vet. Meng in een kleine kom Herbes de Provence, 2 eetlepels olijfolie en knoflook; wrijf over de hele brandwond.

2. Leg het braadstuk op een rooster in een ondiepe pan. Steek een oventhermometer in het midden van het braadstuk.* Rooster, onafgedekt, gedurende 15 minuten. Verlaag de oventemperatuur tot 300 ° F. Rooster nog eens 60-65 minuten of tot een vleesthermometer 140°F (medium

rood) registreert. Dek af met folie en laat 15 minuten staan.

3. Verhit ondertussen in een grote pan de resterende 2 eetlepels olijfolie op middelhoog vuur. Voeg pastinaken en peren toe; kook gedurende 10 minuten of tot de pastinaken knapperig zijn, af en toe roeren. Voeg perennectar toe; kook ongeveer 5 minuten of tot de saus iets dikker wordt. Gooi de tijm erbij.

4. Snij het braadstuk kruislings door. Serveer het vlees met pastinaak en peren.

*Tip: Bison is erg mager en kookt sneller dan rundvlees. Bovendien is de kleur van het vlees roder dan die van rundvlees, dus u kunt niet vertrouwen op een visueel signaal om de gaarheid te bepalen. Om te weten wanneer het vlees gaar is, heb je een vleesthermometer nodig. Een oventhermometer is handig, maar niet noodzakelijk.

IN KOFFIE GESTOOFDE BIZON SHORTRIBS MET MANDARIJNENGREMOLATA EN SELDERIJPUREE

VOORBEREIDING: 15 minuten koken: 2 uur en 45 minuten Drinken: 6 porties

DE KORTE RIBBEN VAN BIZONS ZIJN GROOT EN VLEZIG. ZE MOETEN LANG GOED IN DE VLOEISTOF WORDEN GEKOOKT OM ZE ZACHT TE MAKEN. GREMOLATA GEMAAKT MET MANDARIJNSCHILLEN VERHELDERT DE SMAAK VAN DIT HARTIGE GERECHT.

MARINADE

- 2 kopjes water
- 3 kopjes sterke koffie, gekoeld
- 2 kopjes vers mandarijnsap
- 2 eetlepels gehakte verse rozemarijn
- 1 theelepel gemalen zwarte peper
- 4 pond korte bizonribben, tussen de ribben gesneden om te scheiden

VERDRINKEN

- 2 eetlepels olijfolie
- 1 theelepel zwarte peper
- 2 kopjes gehakte ui
- ½ kopje gehakte sjalotjes
- 6 teentjes knoflook, fijngehakt
- 1 jalapeñopeper, zonder zaadjes en fijngehakt (zie tip)
- 1 kopje sterke koffie
- 1 kopje runderbottenbouillon (zie het recept) of runderbouillon zonder zout
- ¼ kopje bleke ketchup (zie het recept)
- 2 eetlepels Dijon-mosterd (zie het recept)

3 eetlepels ciderazijn

Selderijpuree (zie het recept, onderstaand)

Mandarijn Gremolata (zie het recept, naar rechts)

1. Meng voor het maken van de marinade het water, de gekoelde koffie, het mandarijnensap, de rozemarijn en de zwarte peper in een grote, niet-reactieve container (glas of roestvrij staal). Voeg de ribben toe. Plaats indien nodig een bord over de ribben om ze onder water te houden. Dek af en zet 4 tot 6 uur in de koelkast, roer en roer één keer.

2. Om te smoren, verwarm de oven voor op 325 ° F. Giet de ribben af, giet de marinade. Droog de ribben met keukenpapier. Verhit de olijfolie in een grote Nederlandse oven op middelhoog vuur. Bestrooi de ribben met zwarte peper. Bruine ribben in batches tot ze aan alle kanten bruin zijn, ongeveer 5 minuten per batch. Breng over naar een groot bord.

3. Voeg de ui, sjalot, knoflook en jalapeño toe aan de pot. Zet het vuur middelhoog, dek af en kook tot de groenten gaar zijn, af en toe roerend, ongeveer 10 minuten. Voeg koffie en bouillon toe; roer en schraap de gebruinde delen weg. Voeg Paleo-ketchup, mosterd in Dijon-stijl en azijn toe. Aan de kook brengen. Voeg de ribben toe. Dek af en zet in de oven. Kook tot het vlees gaar is, ongeveer 2 uur en 15 minuten, roer zachtjes en herschik de ribben een of twee keer.

4. Leg de ribben op een bord; tent met folie om warm te blijven. Schep het vet van het oppervlak van de saus. Kook tot de saus is teruggebracht tot 2 kopjes, ongeveer 5 minuten. Verdeel de bleekselderijpuree over 6 borden;

gegarneerd met ribben en saus. Bestrooi met Mandarijn Gremolata.

Selderijwortel: Meng in een grote pan 3 pond knolselderijwortel, geschild en in stukjes van 2,5 cm gesneden, en 4 kopjes kippenbottenbouillon (zie<u>het recept</u>) of ongezouten kippenbouillon. Aan de kook brengen; verminder hitte Giet de bleekselderij af, bewaar de bouillon. Doe de bleekselderij terug in de pan. Voeg 1 eetlepel olijfolie en 2 eetlepels gehakte verse tijm toe. Pureer de bleekselderij met een aardappelstamper en voeg indien nodig een paar lepels bouillon toe om de gewenste consistentie te bereiken.

Mandarina Gremolata: Meng in een kleine kom ½ kopje gehakte verse peterselie, 2 eetlepels fijn geraspte mandarijnschillen en 2 fijngehakte teentjes knoflook.

RUNDVLEES BOTTENBOUILLON

VOORBEREIDING: 25 minuten braden: 1 uur Koken: 8 uur Koken: 8 tot 10 kopjes

OSSENSTAARTBOTTEN VORMEN EEN ZEER RIJKE GEAROMATISEERDE BOUILLONDIE KAN WORDEN GEBRUIKT IN ELK RECEPT DAT RUNDERBOUILLON VEREIST, OF GEWOON OP ELK MOMENT VAN DE DAG IN EEN KOM KAN WORDEN GENOTEN. HOEWEL ZE OOIT VAN EEN OS KWAMEN, KOMEN OSSENSTAARTEN TEGENWOORDIG VAN EEN VLEESDIER.

5 wortels, grof gesneden

5 stengels bleekselderij, grof gesneden

2 gele uien, ongeschild, gehalveerd

8 ons witte champignons

1 bol knoflook, ongeschild, gehalveerd

2 pond ossenstaartbotten of runderbotten

2 tomaten

12 glazen koud water

3 laurierblaadjes

1. Verwarm de oven voor op 400 ° F. Doe de wortels, selderij, ui, champignons en knoflook in een bakvorm met brede rand of ondiepe pan; leg de botten op de groenten. Pureer de tomaten in een keukenmachine tot een gladde massa. Verdeel de tomaten over de botten om ze te bedekken (het is oké als de puree in de pan en op de groenten vloeit). Kook gedurende 1 tot 1 1/2 uur of tot de botten diepbruin zijn en de groenten gekarameliseerd zijn. Breng de botten en groenten over naar een Nederlandse oven of pot van 10 tot 12 liter. (Als een deel van het tomatenmengsel op de bodem van de pan karamelliseert, voeg dan 1 kopje heet water toe aan de pan en verwijder

de stukjes. Giet de vloeistof over de botten en groenten, en verminder de hoeveelheid water met 1 kopje.) koud water en laurierblaadjes.

2. Breng het mengsel langzaam aan de kook op middelhoog vuur. Verminder hitte; dek af en laat de bouillon 8 tot 10 uur sudderen, af en toe roeren.

3. Filter de bouillon; gooi botten en groenten weg. verse bouillon; voorraad overbrengen naar opslagcontainers en maximaal 5 dagen in de koelkast bewaren; bevriezen tot 3 maanden.*

Gebruiksaanwijzing voor de slowcooker: Gebruik voor een slowcooker van 6 tot 8 liter 1 pond runderbotten, 3 wortels, 3 stengels bleekselderij, 1 gele ui en 1 kop knoflook. Pureer 1 tomaat en wrijf de botten. Kook zoals aangegeven en doe de botten en groenten in de slowcooker. Verwijder elke gekarameliseerde tomaat zoals aangegeven en voeg toe aan de slowcooker. Voeg voldoende water toe om te bedekken. Dek af en kook op hoog vuur tot de bouillon kookt, ongeveer 4 uur. Zet op laag vuur; kook gedurende 12 tot 24 uur. Zeef de bouillon; gooi botten en groenten weg. Bewaar zoals aangegeven.

*Tip: Om het vet gemakkelijk te verwijderen, bewaart u de bouillon een nacht in een afgesloten bakje in de koelkast. Het vet stijgt naar boven en vormt een stevige laag die gemakkelijk kan worden verwijderd. De bouillon kan na afkoelen dikker worden.

GEKRUIDE TUNESISCHE VARKENSSCHOUDER MET PITTIGE ZOETE AARDAPPELEN

VOORBEREIDING: 25 minuten braden: 4 uur bakken: 30 minuten bereiding: 4 porties

DIT IS EEN HEERLIJK GERECHT OM TE MAKEN OP EEN KOELE HERFSTDAG. HET VLEES BRAADT URENLANG IN DE OVEN, WAARDOOR JE HUIS HEERLIJK RUIKT EN JE TIJD HEBT VOOR ANDERE DINGEN. GEBAKKEN FRIETJES ZIJN NIET ZO KNAPPERIG ALS WITTE AARDAPPELEN, MAAR ZIJN OP HUN EIGEN MANIER HEERLIJK, VOORAL ALS ZE GEDOOPT ZIJN IN KNOFLOOKMAYONAISE.

HET VARKEN
- 1 2½ tot 3 pond gebraden varkensschouder met botten
- 2 eetlepels gemalen anchopeper
- 2 eetlepels gemalen komijn
- 1 theelepel fijngemalen karwijzaad
- 1 eetlepel gemalen koriander
- ½ theelepel gemalen kurkuma
- ¼ theelepel gemalen kaneel
- 3 eetlepels olijfolie

DE CHIPS
- 4 middelgrote zoete aardappelen (ongeveer 2 pond), geschild en in plakjes van ½ inch dik gesneden
- ½ theelepel gemalen rode peper
- ½ theelepel uienpoeder
- ½ theelepel knoflookpoeder
- Olijfolie
- 1 ui, in dunne plakjes gesneden
- Paleo Aioli (knoflookmei) (zie het recept)

1. Verwarm de oven voor op 300 ° F. Snijd het vet uit het vlees. Meng in een kleine kom de gemalen peper, komijn, karwijzaad, koriander, kurkuma en kaneel. bestrooi het vlees met het kruidenmengsel; wrijf gelijkmatig met je vingers in het vlees.

2. Verhit in een Nederlandse oven van 5 tot 6 liter 1 eetlepel olijfolie op middelhoog vuur. Bruin varkensvlees aan alle kanten in hete olie. Dek af en braad gedurende 4 uur of tot het zeer gaar is en een vleesthermometer 190°F registreert. Haal de Dutch oven uit de oven. Laat afgedekt staan terwijl je de friet en uien kookt, maar bewaar 1 eetlepel vet in de pan.

3. Verhoog de oventemperatuur tot 400°F. Meng voor de friet in een grote kom de zoete aardappelen, de resterende 2 eetlepels olijfolie, gemalen rode paprika, uienpoeder en knoflookpoeder; Bedek je Bekleed een grote bakplaat of twee kleine met folie; bestrijk ze met extra olijfolie. Leg de zoete aardappelen in een enkele laag op de voorbereide bakplaat. Bak ongeveer 30 minuten of tot ze gaar zijn. Draai de zoete aardappelen halverwege het koken een keer om.

4. Haal ondertussen het vlees uit de pan; dek af met folie om warm te blijven. Giet af en bewaar 1 eetlepel vet. Breng het gereserveerde vet terug naar de Nederlandse oven. Voeg de ui toe; kook op middelhoog vuur gedurende ongeveer 5 minuten of tot ze gaar zijn, af en toe roeren.

5. Leg het varkensvlees en de uien op een bord. Trek het varkensvlees met twee vorken in grote reepjes. Serveer de pulled pork en aardappelen met Paleo Aïoli.

GEGRILDE CUBAANSE VARKENSSCHOUDER

VOORBEREIDING:15 minuten marineren: 24 uur grillen: 2 uur 30 minuten laten staan: 10 minuten Voor: 6 tot 8 porties.

HET STAAT BEKEND ALS "LECHON ASADO" IN HET LAND VAN HERKOMST,DIT GEBRADEN VARKENSVLEES IS GEMARINEERD IN EEN COMBINATIE VAN VERS CITROENSAP, KRUIDEN, GEMALEN RODE PEPER EN EEN HELE BOL GEHAKTE KNOFLOOK. DOOR HET BOVEN HETE KOLEN TE KOKEN, KRIJGT HET EEN GEWELDIGE SMAAK NADAT HET EEN NACHT IN DE MARINADE HEEFT GEWEEKT.

- 1 bol knoflook, teentjes gescheiden, geschild en fijngehakt
- 1 kop grof gesneden ui
- 1 kopje olijfolie
- 1⅓ kopje vers citroensap
- ⅔ kopje vers sinaasappelsap
- 1 eetlepel gemalen komijn
- 1 eetlepel gedroogde oregano, geplet
- 2 eetlepels versgemalen zwarte peper
- 1 theelepel gemalen rode peper
- 1 schouderbraadstuk van 4 tot 5 pond zonder botten

1. Om de marinade te maken, scheidt u de kop knoflook in teentjes. Schil de bonen en hak ze fijn; plaats in een grote kom. Voeg ui, olijfolie, citroensap, sinaasappelsap, komijn, oregano, zwarte peper en gemalen rode peper toe. Meng goed en zet opzij.

2. Prik met een uitbeenmes diep in het gebraden varkensvlees. Laat het braadstuk voorzichtig in de marinade zakken en dompel het onder in zoveel mogelijk vloeistof. Dek de kom

goed af met plasticfolie. 24 uur in de koelkast marineren, één keer keren.

3. Haal het varkensvlees uit de marinade. Giet de marinade in een middelgrote pan. Aan de kook brengen; kook gedurende 5 minuten. Haal van het vuur en laat afkoelen. Laat het opzij.

4. Houtskoolbarbecue: plaats middelmatig hete kolen rond een lekbak. Probeer het op middelhoog vuur in de pan. Leg het vlees op de lekbak op de grill. Dek af en gril gedurende 2 1/2 tot 3 uur of totdat een direct afleesbare thermometer die halverwege het braadstuk is geplaatst 140 ° F registreert. (Voor gasgrill: verwarm de grill voor. Zet het vuur middelhoog. Pas het aan voor indirect koken. Plaats het vlees op de grill boven de uitgeschakelde brander. Dek af en gril zoals aangegeven.) Haal het vlees van de grill. Dek af met folie en laat 10 minuten staan alvorens te snijden of te trekken.

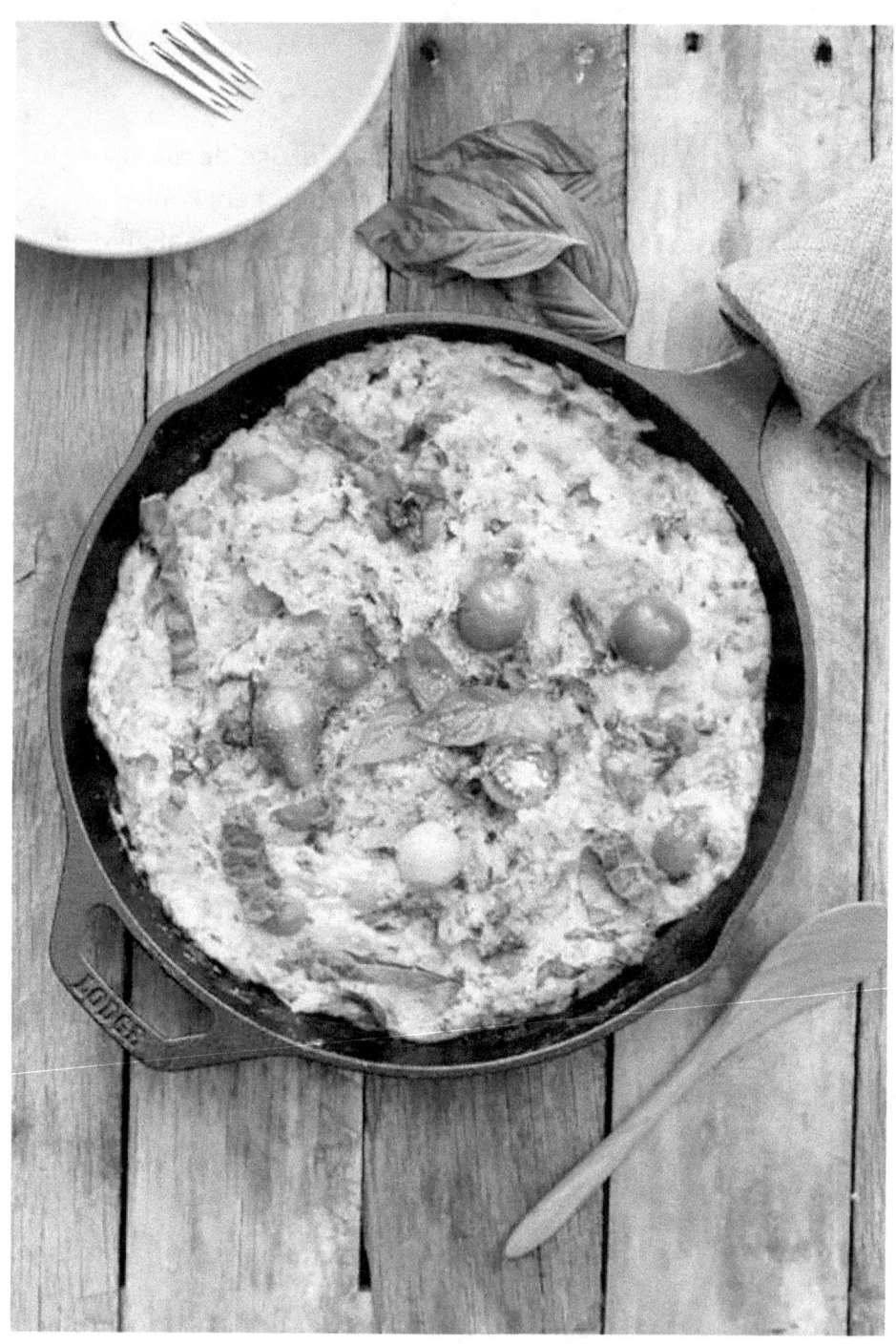

VARKENSROLLETJE MET ITALIAANSE KRUIDEN EN GROENTEN

VOORBEREIDING: 20 minuten braden: 2 uur en 25 minuten staan: 10 minuten maken: 8 porties

"VERS IS HET BESTE" IS EEN GOED MANTRAOM DOOR TE GAAN ALS HET OM KOKEN GAAT. GEDROOGDE KRUIDEN WERKEN ECHTER HEEL GOED IN VLEESWRIJVINGEN. WANNEER KRUIDEN WORDEN GEDROOGD, WORDEN HUN SMAKEN GECONCENTREERD. WANNEER ZE IN CONTACT KOMEN MET HET VOCHT VAN HET VLEES, GEVEN ZE SMAKEN AF, ZOALS DE ITALIAANSE STIJL GEKRUID MET PETERSELIE, VENKEL, OREGANO, KNOFLOOK EN PITTIGE RODE PEPER.

- 2 eetlepels gedroogde peterselie, gehakt
- 2 eetlepels venkelzaad, gehakt
- 4 eetlepels gedroogde oregano, geraspt
- 1 theelepel versgemalen zwarte peper
- ½ theelepel gemalen rode peper
- 4 teentjes knoflook, fijngehakt
- 1 gebraden schouder van 4 pond met been
- 1 tot 2 eetlepels olijfolie
- 1¼ kopjes water
- 2 middelgrote uien, geschild en in stukjes gesneden
- 1 grote venkelknol, gewassen, klokhuis verwijderd en in stukjes gesneden
- 2 kilo spruitjes

1. Verwarm de oven voor op 325 ° F. Meng in een kleine kom de peterselie, venkelzaad, oregano, zwarte peper, gemalen rode peper en knoflook; laten liggen Maak het gebraden varkensvlees indien nodig los. Snijd het vet uit het vlees. Wrijf het vlees aan alle kanten in met het kruidenmengsel.

Bind desgewenst het braadstuk vast om het bij elkaar te houden.

2. Verhit de olie in een Nederlandse oven op middelhoog vuur. Bak het vlees aan alle kanten bruin in hete olie. Giet het vet af. Giet water rond het braadstuk uit de braadpan. Rooster, onafgedekt, gedurende anderhalf uur. Verdeel de ui en venkel rond het gebraden varkensvlees. Dek af en rooster nog eens 30 minuten.

3. Snijd intussen de steeltjes van de spruitjes en verwijder eventuele verwelkte buitenste bladeren. Snijd de spruitjes doormidden. Voeg spruitjes toe aan de braadpan en schik ze bovenop andere groenten. Dek af en rooster nog eens 30-35 minuten of tot de groenten en het vlees gaar zijn. Leg het vlees op een serveerschaal en dek af met folie. Laat 15 minuten staan alvorens te snijden. Gooi groenten met pan-sappen om te coaten. Verwijder de groenten met een lepel en serveer op een bord of kom; afdekken om warm te blijven.

4. Schep met een grote lepel het reuzel uit de pannensappen. Giet de resterende pannensappen door een zeef. Snijd het varkensvlees, verwijder het bot. Serveer het vlees met de groenten en het panvocht.

VARKENSVLEESMOL UIT DE SLOWCOOKER

VOORBEREIDING: 20 minuten langzaam koken: 8 tot 10 uur (laag) of 4 tot 5 uur (hoog)
Voor: 8 porties

MET KOMIJN, KORIANDER, OREGANO, TOMAAT, AMANDELEN, ROZIJNEN, CHILI EN CHOCOLADE, DEZE RIJKE EN PITTIGE SAUS MAAKT INDRUK - OP EEN HELE GOEDE MANIER. HET IS DE PERFECTE MAALTIJD OM DE OCHTEND TE BEGINNEN VOORDAT U EROPUIT TREKT. ALS JE THUISKOMT, IS HET ETEN BIJNA KLAAR EN RUIKT JE HUIS HEERLIJK.

- 1 schouderbraadstuk zonder botten van 3 pond
- 1 kopje gehakte ui
- 3 teentjes knoflook, in plakjes gesneden
- 1½ kopjes runderbottenbouillon (zie het recept), kippenbottenbouillon (zie het recept), of runder- of kippenbouillon zonder zout
- 1 eetlepel gemalen komijn
- 1 eetlepel gemalen koriander
- 2 eetlepels gedroogde oregano, geplet
- 1 15-ounce ongezouten tomatenblokjes, uitgelekt
- 1 blikje ongezouten tomatenpuree van 6 ounce
- ½ kopje gehakte amandelen, geroosterd (zie tip)
- ¼ kopje zwavelvrije gouden rozijnen of krenten
- 2 ons ongezoete chocolade (zoals Scharffen Berger 99% Cacaoreep), gehakt
- 1 hele ansjovis of gedroogde chipotle peper
- 2 kaneelstokjes van 4 inch
- ¼ kopje gehakte verse koriander
- 1 avocado, geschild, geblancheerd en in dunne plakjes gesneden
- 1 citroen, in partjes gesneden
- ⅓ kopje ongezouten geroosterde groene pompoenpitten (optioneel) (zie tip)

1. Verwijder het vet van het gebraden varkensvlees. Snijd indien nodig het vlees zodat het in de slowcooker van 5 tot 6 liter past; laten liggen

2. Combineer de ui en knoflook in de slowcooker. Runderbottenbouillon Meng komijn, koriander en oregano in een maatbeker van 2 kopjes; gooi het in de keuken Meng de gehakte tomaten, tomatenpuree, amandelen, rozijnen, chocolade, gedroogde chili en kaneelstokjes. Zet het vlees op het fornuis. Schep het tomatenmengsel erover. Dek af en kook op laag gedurende 8 tot 10 uur of op hoog gedurende 4 tot 5 uur of tot het varkensvlees gaar is.

3. Overbrengen naar een snijplank; een beetje afkoelen. Trek het vlees met twee vorken in reepjes. Bedek het vlees met folie en laat staan.

4. Verwijder de gedroogde pepers en kaneelstokjes en gooi ze weg. Schep met een grote lepel het vet van het tomatenmengsel af. Doe het tomatenmengsel in een blender of keukenmachine. Dek af en meng of verwerk tot het bijna glad is. Doe het pulled pork en de saus terug in de slowcooker. Laat het op een laag vuur staan tot het klaar is om te serveren, maximaal 2 uur.

5. Roer voor het serveren de koriander erdoor. Serveer in molkommen en garneer met plakjes avocado, partjes citroen en eventueel pompoenpitten.

STOOFPOTJE VAN VARKENSVLEES EN POMPOEN

VOORBEREIDING: 30 minuten koken: 1 uur bereiding: 4 porties

PEPERACHTIGE MOSTERDGROENTEN EN POMPOEN VOEG LEVENDIGE KLEUREN EN VEEL VITAMINES TOE, EVENALS VEZELS EN FOLIUMZUUR, AAN DEZE STOOFPOT, GEKRUID MET OOST-EUROPESE SMAKEN.

- 1 1¼ tot 1½ kilo gebraden varkensschouder
- 1 theelepel paprikapoeder
- 1 eetlepel koolzaad, fijngehakt
- 2 eetlepels droge mosterd
- ¼ theelepel cayennepeper
- 2 eetlepels geraffineerde kokosolie
- 8 ons verse champignons, in dunne plakjes gesneden
- 2 stengels bleekselderij, kruislings in plakjes van 1 inch gesneden
- 1 kleine rode ui, in dunne plakjes gesneden
- 6 teentjes knoflook, fijngehakt
- 5 kopjes kippenbottenbouillon (zie het recept) of kippenbouillon zonder zout
- 2 kopjes gesneden en gepelde pompoen
- 3 kopjes gehakte, gehakte mosterdgroenten of boerenkool
- 2 eetlepels gehakte verse salie
- ¼ kopje vers citroensap

1. Verwijder het vet van het varkensvlees. Snijd varkensvlees in blokjes van 1½ inch; plaats in een grote kom. Combineer de paprika, karwijzaad, droge mosterd en cayennepeper in een kleine kom. Strooi het varkensvlees erover zodat het gelijkmatig bedekt is.

2. Verhit de kokosolie in een Nederlandse oven van 4 tot 5 liter op middelhoog vuur. Voeg de helft van het vlees toe;

kook tot het bruin is, af en toe roerend. Haal het vlees uit de pan. Herhaal met het resterende vlees. Laat het vlees opzij liggen.

3. Voeg de champignons, bleekselderij, rode ui en knoflook toe aan de braadpan. Kook gedurende 5 minuten, af en toe roerend. Doe het vlees terug in de Nederlandse oven. Voeg voorzichtig de kippenbottenbouillon toe. Aan de kook brengen; verminder hitte Dek af en kook gedurende 45 minuten. Roer de pompoen erdoor. Dek af en laat nog 10 tot 15 minuten sudderen, of tot het varkensvlees en de pompoen gaar zijn. Roer het mosterdgroen en de salie erdoor. Kook 2 tot 3 minuten of tot de groenten gaar zijn. Roer het citroensap erdoor.

MET FRUIT GEVULDE GEBRADEN LENDESTUK MET COGNACSAUS

VOORBEREIDING:30 minuten koken: 10 minuten braden: 1 uur 15 minuten staan: 15 minuten maken: 8 tot 10 porties

DEZE STIJLVOLLE REKI IS DAAR PERFECT VOOREEN SPECIALE GELEGENHEID OF FAMILIEBIJEENKOMST, VOORAL IN DE HERFST. DE SMAKEN – APPELS, NOOTMUSKAAT, NOTEN EN PECANNOTEN – VANGEN DE ESSENTIE VAN DAT SEIZOEN. SERVEER MET ZOETE AARDAPPELEN EN BOSBESSEN EN KOOLSLA MET GEROOSTERDE BIETEN (ZIE HET RECEPT).

BRANDWOND

- 1 eetlepel olijfolie
- 2 kopjes gehakte en geschilde Granny Smith-appels (ongeveer 2 middelgrote)
- 1 sjalot, fijngehakt
- 1 eetlepel fijngehakte verse tijm
- ¾ theelepel versgemalen zwarte peper
- ⅛ theelepel nootmuskaat
- ½ kopje gedroogde abrikozen zonder zwavel, gehakt
- ¼ kopje pecannoten, gehakt, geroosterd (zie tip)
- 1 kopje kippenbottenbouillon (zie het recept) of kippenbouillon zonder zout
- 1 3-pond gebraden varkenslende zonder been (enkele tong)

BRANDEWIJNSAUS

- 2 eetlepels appelcider
- 2 eetlepels cognac
- 1 eetlepel Dijon-mosterd (zie het recept)
- Vers gemalen zwarte peper

1. Verhit voor de vulling de olijfolie in een grote koekenpan op middelhoog vuur. Voeg appels, sjalotjes, tijm, ¼ theelepel peper en nootmuskaat toe; kook 2 tot 4 minuten of tot de

appels en sjalotten zacht en licht goudbruin zijn, af en toe roeren. Meng de abrikozen, pecannoten en een lepel bouillon. Kook, onafgedekt, gedurende 1 minuut om de abrikozen zacht te maken. Haal van het vuur en zet opzij.

2. Verwarm de oven voor op 325 ° F. Snijd het butterflied-varkensvlees in de lengte door het midden van het braadstuk, tot op ½ inch van de andere kant. Verdeel het braadstuk. Plaats het mes in de V-snede, richt het horizontaal naar één kant van de V en snijd tot op een halve inch van de zijkant. Herhaal aan de andere kant van de V. Spreid het braadstuk open en dek af met plasticfolie. Werk vanuit het midden naar de randen en sla op het braadstuk met een vleeshamer tot het ¾ inch dik is. Verwijder de plasticfolie en gooi deze weg. Verdeel de vulling over het braadstuk. Draai het braadstuk vanaf één korte kant in een spiraal. Bind op verschillende plaatsen met 100% zuiveringszout om het braadstuk bij elkaar te houden. Bestrooi het braadstuk met de resterende 1/2 theelepel peper.

3. Leg het braadstuk op een rooster in een ondiepe pan. Steek een oventhermometer in het midden van het braadstuk (niet in de vulling). Braad, onbedekt, 1 uur en 15 minuten tot 1 uur en 30 minuten of tot de thermometer 145°F aangeeft. Verwijder het braadstuk en dek af met folie; laat 15 minuten staan alvorens te snijden.

4. Meng ondertussen voor de cognacsaus de resterende bouillon en het appelciderdruppels in de pan, al roerend om de gebruinde stukjes te verwijderen. Zeef de druppels in een middelgrote pan. Aan de kook brengen; kook

ongeveer 4 minuten of tot de saus met een derde is ingekookt. Meng cognac en Dijon-mosterd. Breng op smaak met extra peper. Serveer de saus bij het gebraden varkensvlees.

GEBRADEN VARKENSVLEES IN PORCHETTA-STIJL

VOORBEREIDING: 15 minuten marineren: Een nacht laten staan: 40 minuten Braden: 1 uur Dranken: 6 porties

TRADITIONELE ITALIAANSE VERANDA (SOMS GESPELD PORKETTA IN HET ENGELS) IS VARKENSVLEES ZONDER BOT GEVULD MET KNOFLOOK, VENKEL, PEPER EN KRUIDEN ZOALS SALIE OF ROZEMARIJN, AAN HET SPIT GEROOSTERD EN OP HOUT GEROOSTERD. IN DE MEESTE GEVALLEN IS HET OOK STERK GEZOUTEN. DEZE PALEOVERSIE IS VEREENVOUDIGD EN ERG LEKKER. VERVANG DE SALIE INDIEN GEWENST DOOR VERSE ROZEMARIJN, OF GEBRUIK EEN MENGSEL VAN DE TWEE KRUIDEN.

- 1 2 tot 3 pond varkenslende zonder bot
- 2 eetlepels venkelzaad
- 1 theelepel zwarte peper
- ½ theelepel gemalen rode peper
- 6 teentjes knoflook, fijngehakt
- 1 eetlepel fijn geraspte sinaasappelschil
- 1 eetlepel gehakte verse salie
- 3 eetlepels olijfolie
- ½ kopje droge witte wijn
- ½ kopje kippenbottenbouillon (zie het recept) of kippenbouillon zonder zout

1. Haal het gebraden varkensvlees uit de koelkast; laat 30 minuten bij kamertemperatuur staan. Rooster ondertussen in een kleine koekenpan de venkelzaadjes op middelhoog vuur, onder regelmatig roeren, ongeveer 3 minuten of tot ze donker en geurig zijn; vers Verplaats hem om kruiden te malen of schone koffie te malen. Voeg

peperkorrels en gemalen rode peper toe. Medium consistentie voor malen. (Niet vermalen tot poeder.)

2. Verwarm de oven voor op 325 ° F. Meng in een kleine kom de kruiden, knoflook, sinaasappelschil, salie en olijfolie tot een pasta. Leg het gebraden varkensvlees in een kleine pan op de grill. Wrijf het mengsel over het varkensvlees. (Plaats het gezouten varkensvlees indien gewenst in een glazen ovenschaal van 9 x 13 x 2 inch. Dek af met plasticfolie en zet het een nacht in de koelkast om te marineren. Breng het vlees vóór het koken over in een braadpan en laat het 30 uur op kamertemperatuur staan. minuten vóór het koken.)

3. Rooster varkensvlees gedurende 1 1/2 uur of totdat een direct afleesbare thermometer in het midden van het braadstuk 145°F aangeeft. Leg het braadstuk op een snijplank en dek af met folie. Laat 10 tot 15 minuten staan voordat u het aansnijdt.

4. Giet ondertussen de pannensappen in een maatbeker. Mager vet van bovenaf; laten liggen Plaats de pan op de brander van het fornuis. Giet de wijn en de kippenbottenbouillon in de pan. Breng op middelhoog vuur aan de kook, al roerend om de gebruinde stukjes te verwijderen. Kook ongeveer 4 minuten of tot het mengsel iets is ingekookt. Roer de gereserveerde pannensappen erdoor; de vervorming Snijd het varkensvlees in stukken en serveer met de saus.

TOMATILLO VARKENSLENDE

VOORBEREIDING: 40 minuten roken: 10 minuten koken: 20 minuten braden: 40 minuten staan: 10 minuten maken: 6 tot 8 porties

TOMATILLOS HEBBEN EEN SAPPIGE, SAPPIGE COATINGONDER HUN PAPIEREN HUIDEN. NA HET VERWIJDEREN VAN DE HUID SNEL AFSPOELEN ONDER WATER EN ZE ZIJN KLAAR VOOR GEBRUIK.

- 1 pond tomatillos, geschild, gesteeld en gewassen
- 4 serranopepers, zonder steel, zonder zaadjes en gehalveerd (zietip)
- 2 jalapeños, zonder steel, zonder zaadjes en gehalveerd (zietip)
- 1 grote gele paprika, zonder steel, zonder zaadjes en gehalveerd
- 1 grote oranje paprika, zonder zaadjes, zonder zaadjes en in tweeën gesneden
- 2 eetlepels olijfolie
- 1 2 tot 2 ½ pond varkenslende zonder bot
- 1 grote gele ui, geschild, gehalveerd en in dunne plakjes gesneden
- 4 teentjes knoflook, fijngehakt
- ¾ kopje water
- ¼ kopje vers citroensap
- ¼ kopje gehakte verse koriander

1. Verwarm de doeken bovenop. Bekleed een bakplaat met folie. Schik de tomatillos, serrano chilipepers, jalapeños en paprika's in de voorbereide oven. Rooster de groenten op 10 cm van het vuur tot ze goed gewreven zijn, draai de tomaten af en toe en verwijder de groenten, ongeveer 10 tot 15 minuten. Doe de serranos, jalapeños en tomaten in een kom. Leg de paprika's op een bord. Laat de groenten afkoelen.

2. Verhit de olie in een grote koekenpan op middelhoog vuur tot hij glanst. Dep het gebraden varkensvlees droog met schoon keukenpapier en doe het in de pan. Bak tot het aan

alle kanten goed bruin is, zodat het braadstuk gelijkmatig bruin wordt. Leg het braadstuk op een bord. Verlaag het vuur tot medium. Voeg ui toe aan de pan; kook en roer gedurende 5 tot 6 minuten of tot ze goudbruin zijn. Voeg de knoflook toe; kook nog 1 minuut. Haal de pan van het vuur.

3. Verwarm de oven voor op 350 ° F. Meng voor de tomatillosaus de tomaten, serranos en jalapeños in een keukenmachine of blender. Dek af en meng of verwerk tot een gladde massa; voeg de ui toe aan de pan. Zet de pan terug op het vuur. Aan de kook brengen; kook gedurende 4 tot 5 minuten of tot het mengsel donker en dik is. Roer het water, het citroensap en de koriander erdoor.

4. Verdeel de tomatillo-saus in een ondiepe braadpan of ovenschaal van 3 liter. Doe het gebraden varkensvlees in de saus. Dek het goed af met folie. Rooster gedurende 40 tot 45 minuten of totdat een direct afleesbare thermometer in het midden van het braadstuk 140 ° F aangeeft.

5. Snij de paprika's in reepjes. Roer de tomatensaus door de pan. Losse tent met papier; laat 10 minuten staan. snijd het vlees; roer de saus erdoor. Serveer de varkensfilet rijkelijk gegarneerd met tomatensaus.

VARKENSHAAS GEVULD MET ABRIKOZEN

VOORBEREIDING: 20 minuten braden: 45 minuten bereiding: 5 minuten bereiding: 2 tot 3 porties

- 2 middelgrote verse abrikozen, grof gesneden
- 2 eetlepels zwavelvrije rozijnen
- 2 eetlepels gehakte walnoten
- 2 eetlepels geraspte verse gember
- ¼ theelepel kardemom
- 1 varkenslende van 12 ons
- 1 eetlepel olijfolie
- 1 eetlepel Dijon-mosterd (zie het recept)
- ¼ theelepel zwarte peper

1. Verwarm de oven voor op 375 ° F. Bekleed een bakplaat met papier; plaats een rooster op de bakplaat.

2. Meng in een kleine kom de abrikozen, rozijnen, walnoten, gember en kardemom.

3. Maak een lengtesnede in het midden van het varkensvlees, tot ½ inch vanaf de andere kant. Open de vlinder. Leg het varkensvlees tussen twee lagen plasticfolie. Gebruik de platte kant van een vleeshamer om het vlees te verdunnen tot een dikte van ⅓ inch. Vouw het uiteinde om een gelijkmatige rechthoek te maken. Bak het vlees lichtbruin, zodat het gelijkmatig dik is.

4. Verdeel het abrikozenmengsel over het varkensvlees. Begin bij het smalle uiteinde en wikkel het varkensvlees. Bind vast met keukentouw van 100% katoen, eerst doormidden en dan met intervallen van 2,5 cm. Plaats het braadstuk op het rooster.

5. Meng olijfolie en mosterd in Dijon-stijl; geroosterde borstel bovenop. Bestrooi het braadstuk met peper. Rooster gedurende 45 tot 55 minuten of totdat een direct afleesbare thermometer in het midden van het braadstuk 140 ° F registreert. Laat het 5 tot 10 minuten intrekken voordat u gaat werken.

KRUIDENKORST VARKENSHAASJE MET KROKANTE KNOFLOOKOLIE

VOORBEREIDING:15 minuten braden: 30 minuten koken: 8 minuten staan: 5 minuten maken: 6 porties

⅓ kopje Dijon-mosterd (zie het recept)
¼ kopje gehakte verse peterselie
2 eetlepels gehakte verse tijm
1 eetlepel gehakte verse rozemarijn
½ theelepel zwarte peper
2 varkenshaasjes van 12 ons
½ kopje olijfolie
¼ kopje gehakte verse knoflook
¼ tot 1 theelepel gemalen rode peper

1. Verwarm de oven voor op 450 ° F. Bekleed een bakplaat met papier; plaats een rooster op de bakplaat.

2. Klop in een kleine kom de mosterd, peterselie, tijm, rozemarijn en peper tot een pasta. Verdeel het mosterdkruidenmengsel over de bovenkant en zijkanten van het varkensvlees. Breng het varkensvlees over naar de braadpan. Zet het braadstuk in de oven; verlaag de temperatuur tot 375°F. Rooster gedurende 30 tot 35 minuten of totdat een direct afleesbare thermometer halverwege het braden een temperatuur van 140 ° F registreert. Laat het 5 tot 10 minuten intrekken voordat u gaat werken.

3. Meng ondertussen voor de knoflookolie de olijfolie en knoflook in een kleine pan. Kook op middelhoog vuur gedurende 8 tot 10 minuten of tot de knoflook goudbruin en knapperig is (laat de knoflook niet verbranden). Haal

van het vuur; roer de gemalen rode peper erdoor. snijd het varkensvlees; Giet voor het serveren knoflookolie op de plakjes.

INDIAAS GEKRUID VARKENSVLEES MET KOKOSSAUS

BEGIN TOT EIND: Voor 20 minuten: 2 porties

3 eetlepels kerriepoeder

2 eetlepels ongezouten garam masala

1 eetlepel gemalen komijn

1 eetlepel gemalen koriander

1 varkenslende van 12 ons

1 eetlepel olijfolie

½ kopje natuurlijke kokosmelk (zoals het merk Nature's Way)

¼ kopje gehakte verse koriander

2 eetlepels gehakte verse munt

1. Meng in een kleine kom 2 eetlepels kerriepoeder, garam masala, komijn en koriander. Snijd het varkensvlees in plakjes van ½ inch dik; bestrooi met kruiden. .

2. Verhit de olijfolie in een grote koekenpan op middelhoog vuur. Voeg de karbonades toe aan de pan; kook gedurende 7 minuten, keer één keer. Haal het varkensvlees uit de pan; afdekken om warm te blijven. Voeg voor de saus de kokosmelk en de resterende 1 theelepel kerriepoeder toe aan de pan en roer om eventuele klontjes los te maken. Kook gedurende 2 tot 3 minuten. Roer koriander en munt erdoor. Voeg varkensvlees toe; kook tot het warm is, schep de saus over het varkensvlees.

SCALOPPINI VAN VARKENSVLEES MET GEKRUIDE APPELS EN KASTANJES

VOORBEREIDING: 20 minuten koken: 15 minuten maken: 4 porties

- 2 varkenshaasjes van 12 ons
- 1 eetlepel uienpoeder
- 1 eetlepel knoflookpoeder
- ½ theelepel zwarte peper
- 2 tot 4 eetlepels olijfolie
- 2 Fuji- of Pink Lady-appels, geschild, klokhuis verwijderd en in stukjes gesneden
- ¼ kopje fijngehakte sjalotjes
- ¾ theelepel gemalen kaneel
- ⅛ theelepel gemalen granen
- ⅛ theelepel nootmuskaat
- ½ kopje kippenbottenbouillon (zie het recept) of kippenbouillon zonder zout
- 2 eetlepels verse citroen
- ½ kopje geroosterde kastanjes, geblancheerd, gehakt* of gehakte pecannoten
- 1 eetlepel gehakte verse salie

1. Snij de ossenhaas diagonaal in plakjes van ½ cm dik. Leg de plakjes varkensvlees tussen twee vellen plasticfolie. Sla met de platte kant van een vleeshamer tot een dunne massa. Bestrooi de plakjes met uienpoeder, knoflookpoeder en zwarte peper.

2. Verhit 2 eetlepels olijfolie in een grote koekenpan op middelhoog vuur. Kook het varkensvlees, in batches, gedurende 3-4 minuten, draai het één keer en voeg indien nodig meer olie toe. Leg varkensvlees op een bord; afdekken en verwarmen.

3. Verhoog het vuur tot middelhoog. Voeg de appels, sjalotjes, kaneel, kruidnagel en nootmuskaat toe. Kook en roer

gedurende 3 minuten. Roer de kippenbottenbouillon en het citroensap erdoor. Dek af en kook gedurende 5 minuten. Haal van het vuur; roer de kastanjes en salie erdoor. Serveer het appelmengsel over het varkensvlees.

*Opmerking: om kastanjes te roosteren, verwarm de oven voor op 400 ° F. Snij een X aan één kant van de kastanjeschil. Hierdoor komt de schaal vrij tijdens het koken. Plaats de kastanjes op een bakplaat en rooster ze 30 minuten of totdat de schaal loskomt van de noot en de noot zacht is. Wikkel de geroosterde kastanjes in een schone doek. Schil de schelpen en de schil van de geelwitte walnoot.

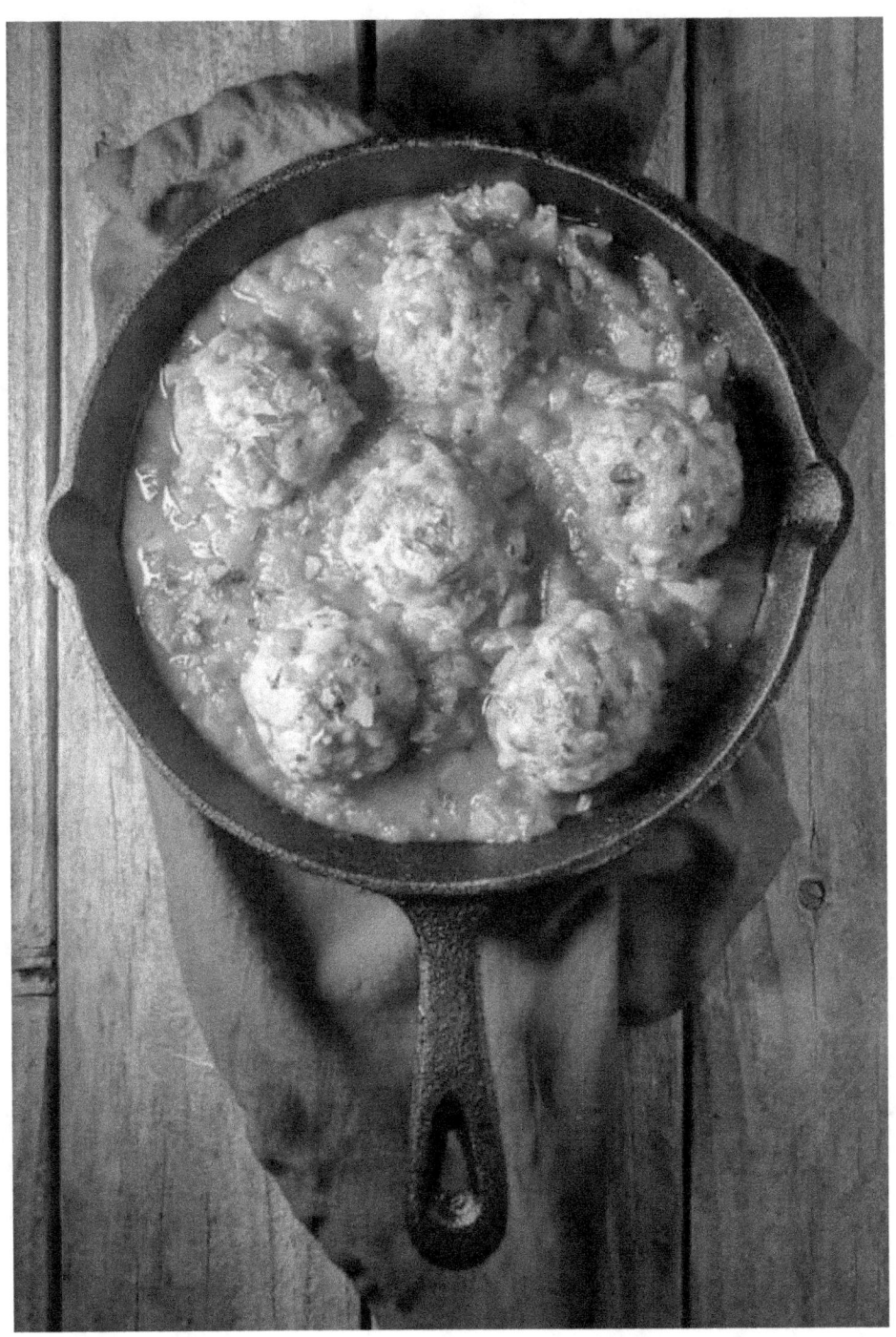

GEBAKKEN VARKENSVLEESFAJITA

VOORBEREIDING: 20 minuten koken: 22 minuten maken: 4 porties

1 pond varkenslende, in reepjes van 2 inch gesneden
3 eetlepels ongezouten fajitakruiden of Mexicaanse kruiden (zie het recept)
2 eetlepels olijfolie
1 kleine ui, in dunne plakjes gesneden
½ rode paprika, zonder zaadjes en in dunne plakjes gesneden
½ oranje paprika, zonder zaadjes en in dunne plakjes gesneden
1 jalapeño, zonder steel en in dunne plakjes gesneden (zie tip) (optioneel)
½ theelepel komijnzaad
1 kopje in dunne plakjes gesneden verse champignons
3 eetlepels verse citroen
½ kopje gehakte verse koriander
1 avocado, geschild, geschild en in blokjes gesneden
Salsa naar keuze (zie de recepten)

1. Bestrooi varkensvlees met 2 eetlepels fajitakruiden. Verhit 1 eetlepel olie in een grote koekenpan op middelhoog vuur. Voeg de helft van het varkensvlees toe; kook en roer ongeveer 5 minuten of tot het niet meer roze is. Doe het vlees in een kom en houd het afgedekt warm. Herhaal met de resterende olie en varkensvlees.

2. Zet het vuur middelmatig. Voeg de resterende 1 eetlepel fajitakruiden, ui, peper, jalapeño en komijn toe. Kook en roer ongeveer 10 minuten of tot de groenten gaar zijn. Doe het vlees en eventuele opgehoopte sappen terug in de pan. Roer de champignons en het citroensap erdoor. Kook tot het is opgewarmd. Haal de pan van het vuur; roer de koriander erdoor. Serveer met avocado en salsa naar keuze.

VARKENSHAASJE MET PORT EN ARAN

VOORBEREIDING:10 minuten roken: 12 minuten staan: 5 minuten maken: 4 porties

PORT IS EEN VERSTERKTE WIJN,DAT WIL ZEGGEN DAT ER EEN COGNACACHTIGE SPIRIT IS TOEGEVOEGD OM HET FERMENTATIEPROCES TE STOPPEN. HIERDOOR HEEFT HET MEER RESTSUIKER DAN RODE TAFELWIJN EN IS DAARDOOR ZOETER VAN SMAAK. HET IS NIET IETS DAT JE ELKE DAG WILT DRINKEN, MAAR HET IS PRIMA OM AF EN TOE EEN BEETJE TE BROUWEN.

2 varkenshaasjes van 12 ons

2 ½ theelepel gemalen koriander

¼ theelepel zwarte peper

2 eetlepels olijfolie

1 sjalot, gesneden

Een half glas portwijn

½ kopje kippenbottenbouillon (zie het recept) of kippenbouillon zonder zout

20 pruimen zonder gaten

½ theelepel gemalen rode peper

2 eetlepels gehakte verse dragon

1. Verwarm de oven voor op 400 ° F. Bestrooi het varkensvlees met 2 eetlepels koriander en zwarte peper.

2. Verhit de olijfolie in een grote bakpan op middelhoog vuur. Voeg de ossenhaas toe aan de pan. Kook tot het bruin en gelijkmatig bruin is aan alle kanten, ongeveer 8 minuten. Zet de pan in de oven. Rooster, onafgedekt, ongeveer 12 minuten of totdat een direct afleesbare thermometer die halverwege het braadstuk is geplaatst 140 ° F registreert. Leg de varkenshaasjes op een snijplank. Dek af met aluminiumfolie en laat 5 minuten staan.

3. Giet ondertussen voor de saus het vet uit de pan en bewaar 1 eetlepel. Kook de sjalotten in de gereserveerde druppels in de pan op middelhoog vuur gedurende 3 minuten of tot ze bruin en zacht zijn. Voeg de port toe aan de pan. Breng aan de kook, al roerend om de gebruinde stukjes te verwijderen. Voeg de kippenbottenbouillon, pruimen, gemalen rode paprika en de resterende 1/2 theelepel koriander toe. Kook op middelhoog vuur om iets te verminderen, ongeveer 1 tot 2 minuten. Roer de dragon erdoor.

4. Snijd het varkensvlees in plakjes en serveer met pruimen en saus.

VARKENSVLEES IN MOO SHU-STIJL IN SLABEKERS MET INGEMAAKTE, SNELLE GROENTEN

BEGIN TOT EIND: Voor 45 minuten: 4 porties

ALS JE EEN TRADITIONEEL MOO SHU-GERECHT HEBT GEHAD IN EEN CHINEES RESTAURANT WEET JE DAT HET EEN HARTIGE VULLING IS VAN VLEES EN GROENTEN, GEGETEN OP DUNNE PANNENKOEKJES MET ZOETE PRUIMEN- OF HOISINSAUS. DEZE LICHTERE, FRISSERE PALEO-VERSIE BESTAAT UIT VARKENSVLEES, CHINESE KOOL EN SHIITAKE-PADDENSTOELEN, ROERGEBAKKEN IN GEMBER EN KNOFLOOK EN GESERVEERD IN SLAWRAPS MET KNAPPERIGE INGELEGDE GROENTEN.

INGELEGDE GROENTEN

- 1 kopje julienne wortelen
- 1 kopje julienned daikon-radijs
- ¼ kopje gehakte rode ui
- 1 kopje ongezoet appelsap
- ½ kopje ciderazijn

HET VARKEN

- 2 eetlepels olijfolie of geraffineerde kokosolie
- 3 eieren, lichtgeklopt
- 8 ons varkenshaasje, in reepjes van 2 x ½ inch gesneden
- 2 eetlepels verse gember, gehakt
- 4 teentjes knoflook, fijngehakt
- 2 kopjes geraspte Chinese kool
- 1 kop dun gesneden shiitake-paddenstoelen
- Snijd in dunne plakjes van ¼ kopje
- 8 Boston-slablaadjes

1. Om snel ingemaakte groenten te maken, combineer wortels, daikon en ui in een grote kom. Voor de pekel: verwarm het appelsap en de azijn in een pan tot het stoomt. Giet de pekel over de groenten in de kom; dek af en zet in de koelkast tot klaar om te serveren.

2. Verhit 1 eetlepel olie in een grote koekenpan op middelhoog vuur. Klop de eieren los met een garde. Voeg de eieren toe aan de pan; kook, zonder te roeren, tot het op de bodem ligt, ongeveer 3 minuten. Draai het ei voorzichtig om met een flexibele spatel en bak de andere kant. Laat het beslag uit de pan op een bord glijden.

3. Zet de pan terug op het vuur; voeg de resterende 1 eetlepel olie toe. Voeg de varkensreepjes, gember en knoflook toe. Kook en roer op middelhoog vuur gedurende ongeveer 4 minuten of tot het varkensvlees niet meer roze is. Voeg kool en champignons toe; kook en roer ongeveer 4 minuten of tot de kool verwelkt is, de champignons zacht zijn en het varkensvlees gaar is. Haal de pan van het vuur. Snijd het gekookte ei in reepjes. Roer de eidooiers en eierdooiers voorzichtig door het varkensvleesmengsel. Serveer op slablaadjes en garneer met ingemaakte groenten.

VARKENSHAASJES MET MACADAMIA'S, SALIE, VIJGEN EN AARDAPPELPUREE

VOORBEREIDING:15 minuten koken: 25 minuten maken: 4 porties

GECOMBINEERD MET AARDAPPELPUREE,DEZE SAPPIGE SALIESTEAKS ZIJN DE PERFECTE HERFSTMAALTIJD EN ZIJN SNEL TE BEREIDEN, PERFECT VOOR EEN DRUKKE DOORDEWEEKSE AVOND.

- 4 varkenslendesteaks zonder botten, gesneden in een dikte van 3,5 cm
- 3 eetlepels gehakte verse salie
- ¼ theelepel zwarte peper
- 3 eetlepels macadamianotenolie
- 2 pond zoete aardappelen, geschild en in stukken van 1 inch gesneden
- ¾ kopje gehakte macadamianoten
- ½ kopje gehakte gedroogde vijgen
- ⅓ kopje runderbottenbouillon (zie het recept) of runderbouillon zonder zout
- 1 eetlepel verse citroen

1. Strooi 2 eetlepels salie en peper aan beide kanten van de biefstuk; wrijf met je vingers. Verhit 2 eetlepels olie in een grote koekenpan op middelhoog vuur. Voeg steaks toe aan de pan; kook gedurende 15 tot 20 minuten of tot ze zacht zijn (145 ° F), en draai ze halverwege het koken één keer om. Leg de steaks op een bord; afdekken om warm te blijven.

2. Meng ondertussen in een grote pan de zoete aardappelen en voldoende water om onder water te staan. Aan de kook brengen; verminder hitte Dek af en kook gedurende 10 tot 15 minuten of tot de aardappelen gaar zijn. Giet de aardappelen af. Voeg de resterende eetlepel macadamia-

olie toe aan de aardappelen en pureer tot ze romig zijn; blijf warm

3. Voeg voor de saus de macadamianoten toe aan de pan; kook op middelhoog vuur tot het geroosterd is. Voeg gedroogde vijgen en de resterende 1 eetlepel salie toe; kook gedurende 30 seconden. Voeg de runderbottenbouillon en het citroensap toe aan de pan en roer om eventuele bruine stukjes te verwijderen. Schep de saus over de biefstuk en serveer met de aardappelpuree.

IN DE PAN GEROOSTERDE ROZEMARIJN- EN LAVENDELKARBONADES MET DRUIVEN EN GEROOSTERDE WALNOTEN

VOORBEREIDING:10 minuten koken: 6 minuten braden: 25 minuten maken: 4 porties

DE DRUIVEN WORDEN SAMEN MET DE STEAKS GEROOSTERDHET VERBETERT HUN SMAAK EN ZOETHEID. SAMEN MET KNAPPERIG GEROOSTERDE WALNOTEN EN EEN SNUFJE VERSE ROZEMARIJN VORMEN ZE EEN HEERLIJKE TOPPING VOOR DEZE HARTIGE STEAKS.

- 2 eetlepels gehakte verse rozemarijn
- 1 eetlepel gehakte verse lavendel
- ½ theelepel knoflookpoeder
- ½ theelepel zwarte peper
- 4 varkenslendesteaks, in plakjes van 1¼ inch dik (ongeveer 3 pond)
- 1 eetlepel olijfolie
- 1 grote sjalot, in dunne plakjes gesneden
- 1½ kopjes pitloze rode en/of groene druiven
- ½ kopje droge witte wijn
- ¾ kopje gehakte walnoten
- Verse rozemarijn, gehakt

1. Verwarm de oven voor op 375 ° F. Meng in een kleine kom 2 eetlepels rozemarijn, lavendel, knoflookpoeder en peper. Wrijf het kruidenmengsel gelijkmatig over de steaks. Verhit de olijfolie in een grote koekenpan op middelhoog vuur. Voeg steaks toe aan de pan; kook gedurende 6 tot 8

minuten of tot ze aan beide kanten bruin zijn. Leg de steaks op een bord; bedek met papier

2. Voeg de sjalotjes toe aan de pan. Kook en roer op middelhoog vuur gedurende 1 minuut. Voeg druiven en wijn toe. Laat nog 2 minuten koken, al roerend om de gebruinde stukjes te verwijderen. Doe de biefstuk terug in de pan. Zet de pan in de oven; rooster gedurende 25 tot 30 minuten of tot de steaks gaar zijn (145 ° F).

3. Verdeel ondertussen de walnoten in een ondiepe pan. Voeg toe aan de oven met de steaks. Rooster ongeveer 8 minuten of tot ze geroosterd zijn, roer één keer om gelijkmatig te roosteren.

4. Bestrooi de biefstuk met druiven en geroosterde walnoten om te serveren. Bestrooi met extra verse rozemarijn.

GEGRILDE KARBONADES ALLA FIORENTINA MET GEROOSTERDE BROCCOLI

VOORBEREIDING:20 minuten op de grill: 20 minuten marineren: 3 minuten bereiding: 4 portiesFOTO

"ALLA FIORENTINA"EIGENLIJK BETEKENT HET 'FLORENTIJNSE STIJL'. DIT RECEPT IS IN DE STIJL VAN BISTECCA ALLA FIORENTINA, EEN TOSCAANSE T-BONE GEGRILD BOVEN EEN HOUTVUUR MET DE EENVOUDIGSTE SMAKEN - MEESTAL ALLEEN OLIJFOLIE, ZOUT, ZWARTE PEPER EN EEN SCHEUTJE VERSE CITROEN OM HET AF TE MAKEN.

- 1 pond broccoli rabe
- 1 eetlepel olijfolie
- 4 6- tot 8-ounce entrecote met bot, 1½ tot 2 inch dik
- Grof gemalen zwarte peper
- 1 citroen
- 4 teentjes knoflook, in dunne plakjes gesneden
- 2 eetlepels gehakte verse rozemarijn
- 6 verse salieblaadjes, gehakt
- 1 theelepel gemalen rode pepervlokken (of naar smaak)
- ½ kopje olijfolie

1. Blancheer de broccoli rabe in een grote pan gedurende 1 minuut in kokend water. Breng het onmiddellijk over naar een kom met ijswater. Laat de broccoli uitlekken op een met keukenpapier beklede bakplaat en dep hem zoveel mogelijk droog met extra keukenpapier. Verwijder het bakpapier van de bakplaat. Gooi broccoli rabe met 1 eetlepel olijfolie, roer om te coaten; laat staan tot het klaar is om te grillen.

2. Bestrooi de biefstuk aan beide kanten met grove peper; laten liggen Verwijder met een dunschiller de reepjes schil van de citroen (bewaar de citroen voor ander gebruik). Doe de citroenschil, knoflookteentjes, rozemarijn, salie en gemalen rode peper op een groot bord; laten liggen

3. Om een houtskoolgrill te maken, verplaatst u de meeste hete kolen naar de ene kant van de grill en laat u enkele kolen aan de andere kant van de grill liggen. Kook de steaks direct boven hete kolen gedurende 2 tot 3 minuten of tot er een bruine korst ontstaat. Draai de biefstuk om en bak de andere kant gedurende 2 minuten. Verplaats de steaks naar de andere kant van de grill. Dek af en gril gedurende 10 tot 15 minuten of tot ze gaar zijn (145 ° F). (Voor een gasgrill: verwarm de grill voor; zet het vuur aan één kant van de grill op medium. Schroei de steaks zoals hierboven aangegeven op hoog vuur. Verplaats de grill naar medium; ga te werk zoals hierboven aangegeven).

4. Leg de steaks op het bord. Besprenkel de steaks met ½ kopje olijfolie om beide kanten te bedekken. Laat de steaks 3 tot 5 minuten marineren voordat u ze serveert. Draai ze een of twee keer om het vlees te laten trekken met de smaak van citroen, knoflook en kruiden.

5. Terwijl de steaks rusten, gril je de broccoli rabe om hem lichter te maken en op te warmen. Schik de broccoli rabe op een schaal; Schep voor het serveren een portie van de marinade over elke biefstuk en broccoli rabe.

GEVULDE VARKENSKARBONADES

VOORBEREIDING: 20 minuten koken: 9 minuten maken: 4 porties

ESCAROLE KAN GEGETEN WORDEN ALS GROENE SALADEOF BAK LICHTJES MET KNOFLOOK IN OLIJFOLIE VOOR EEN SNEL BIJGERECHT. HIER VORMT HET, GECOMBINEERD MET OLIJFOLIE, KNOFLOOK, ZWARTE PEPER, GEMALEN RODE PEPER EN CITROEN, EEN PRACHTIGE HELDERGROENE VULLING VOOR SAPPIGE, IN DE PAN GESCHROEIDE STEAKS.

- 4 varkenskarbonades van 6 tot 8 ounce, gesneden in een dikte van ¾ inch
- Een halve middelgrote andijvie, fijngehakt
- 4 eetlepels olijfolie
- 1 eetlepel verse citroen
- ¼ theelepel zwarte peper
- ¼ theelepel rode peper
- 2 grote teentjes knoflook, fijngehakt
- Olijfolie
- 1 eetlepel gehakte verse salie
- ¼ theelepel zwarte peper
- ⅓ kopje droge witte wijn

1. Maak met een mes een diepe zak van 5 cm breed in de gebogen kant van elke biefstuk; laten liggen

2. Meng in een grote kom andijvie, 2 eetlepels olijfolie, citroensap, ¼ theelepel zwarte peper, gemalen rode peper en knoflook. Vul elke kotelet met een kwart van het mengsel. Bestrijk de steaks met olijfolie. Bestrooi met salie en ¼ theelepel zwarte peper.

3. Verhit de resterende 2 eetlepels olijfolie in een grote pan op middelhoog vuur. Rooster het varkensvlees gedurende 4

minuten aan elke kant tot het goudbruin is. Leg de steaks op een bord. Voeg de wijn toe aan de pan en schep de gebruinde stukjes af. Kook de sappen uit de pan gedurende 1 minuut.

4. Bedruip de steaks voor het serveren met het panvocht.

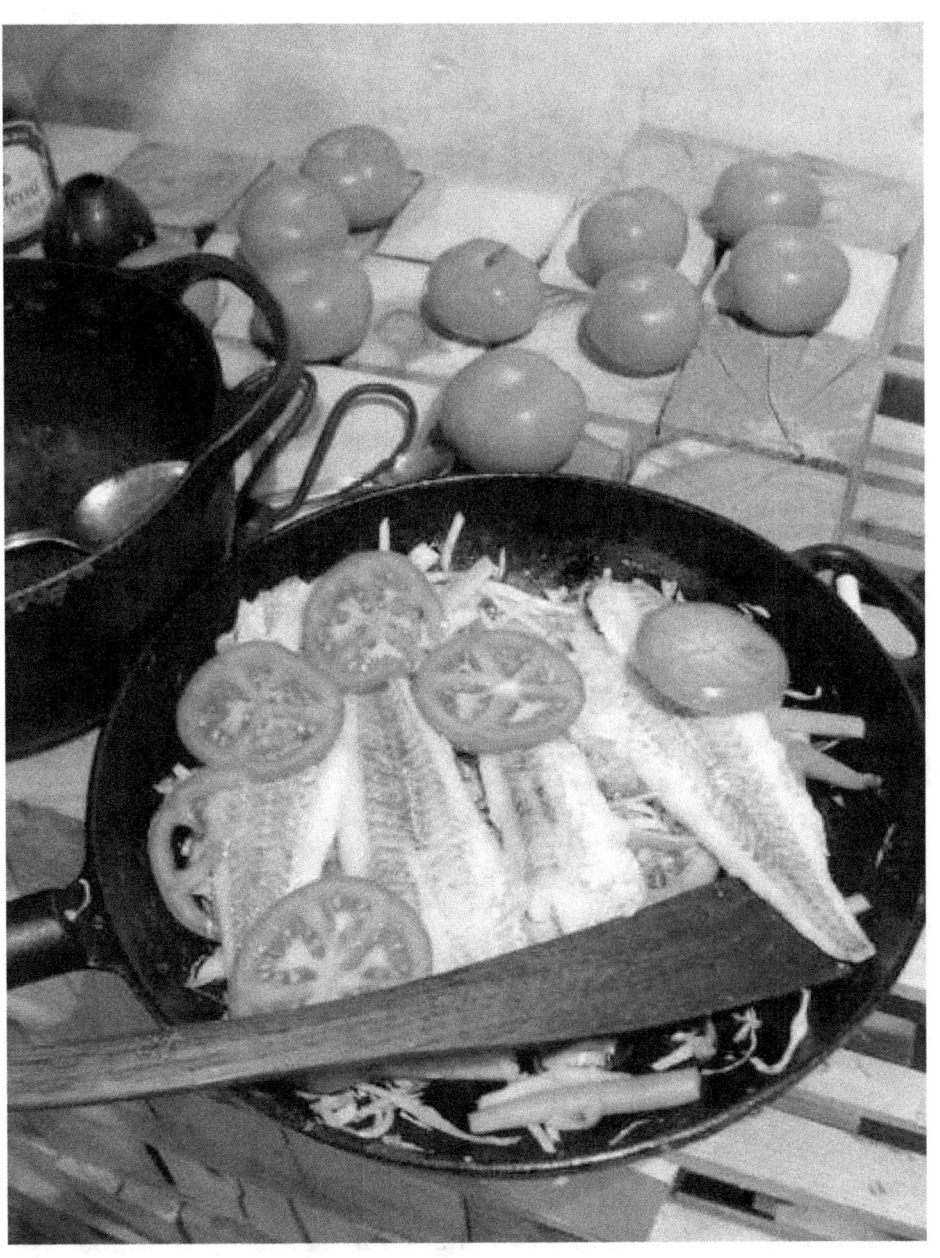

VARKENSHAASJES MET EEN KORST VAN DIJON-PECANNOTEN

VOORBEREIDING:15 minuten koken: 6 minuten bakken: 3 minuten maken: 4 portiesFOTO

DEZE STEAKS MET MOSTERD EN NOTENHET KAN NIET EENVOUDIGER OM TE MAKEN, EN DE SMAAKWINST IS VEEL GROTER DAN DE MOEITE. PROBEER HET EENS MET GEROOSTERDE KANEELPOMPOEN (ZIEHET RECEPT), DE NEOKLASSIEKE WALDORFSALADE (ZIEHET RECEPT), OF SPRUITJES-APPELSALADE (ZIEHET RECEPT).

- ⅓ kopje pecannoten, gehakt, geroosterd (zietip)
- 1 eetlepel gehakte verse salie
- 3 eetlepels olijfolie
- 4 karbonades met bot, in tweeën gesneden, ongeveer een centimeter dik (ongeveer 2 pond totaal)
- ½ theelepel zwarte peper
- 2 eetlepels olijfolie
- 3 eetlepels Dijon-mosterd (ziehet recept)

1. Verwarm de oven voor op 400 ° F. Meng in een kleine kom de pecannoten, salie en 1 eetlepel olijfolie.

2. Bestrooi de karbonades met peper. Verhit de resterende 2 eetlepels olijfolie in een grote ovenvaste koekenpan op hoog vuur. Voeg de biefstukken toe; kook ongeveer 6 minuten of tot ze aan beide kanten bruin zijn, één keer draaien. Haal de pan van het vuur. Verdeel Dijon-mosterd over de steaks; strooi het pecannotenmengsel erover en klop er lichtjes de mosterd op.

3. Zet de pan in de oven. Kook gedurende 3 tot 4 minuten of tot de steaks gaar zijn (145 ° F).

VARKENSVLEES MET WALNOOTKORST EN BRAMENSPINAZIESALADE

VOORBEREIDING: 30 minuten koken: 4 minuten maken: 4 porties

VARKENSVLEES HEEFT EEN ZOETE SMAAK WAT GOED COMBINEERT MET FRUIT. TERWIJL DE GEBRUIKELIJKE VERDACHTEN HERFSTFRUIT ZIJN ZOALS APPELS EN PEREN - OF SNIJFRUIT ZOALS PERZIKEN, PRUIMEN EN ABRIKOZEN - IS VARKENSVLEES OOK HEERLIJK MET BRAMEN, DIE DE SCHERPZOETE SMAAK VAN WIJN HEBBEN.

1⅔ kopje bramen

1 eetlepel plus 1½ eetlepel water

3 eetlepels walnootolie

1 eetlepel plus 1 ½ theelepel witte wijnazijn

2 eieren

¾ kopje amandelmeel

⅓ kopje fijngehakte walnoten

1 eetlepel plus 1 ½ theelepel mediterrane kruiden (zie het recept)

4 karbonades zonder botten of karbonades (in totaal 1 tot 1½ pond)

6 kopjes verse spinazieblaadjes

½ kopje gescheurde verse basilicumblaadjes

½ kopje gehakte rode ui

½ kopje gehakte walnoten, geroosterd (zie tip)

¼ kopje geraffineerde kokosolie

1. Meng voor de bramenvinaigrette in een kleine pan 1 kopje bramen en water. Aan de kook brengen; verminder hitte Kook, afgedekt, 4 tot 5 minuten of tot de bessen zacht zijn en helder kastanjebruin van kleur zijn, af en toe roeren. Haal van het vuur; een beetje afkoelen. Giet ongedraineerde bramen in een blender of

keukenmachine; bedek en meng of verwerk tot een gladde massa. Druk de gepureerde bessen met de achterkant van een lepel door een fijnmazige zeef; gooi zaden en vaste stoffen weg. Klop in een middelgrote kom de gezeefde bessen, walnootolie en azijn samen; laten liggen

2. Bekleed een grote bakplaat met bakpapier; laten liggen Klop de eieren in een ondiepe schaal met een vork. Meng in een andere ondiepe schaal amandelmeel, ⅓ kopje gehakte walnoten en mediterrane kruiden. Dompel de karbonades één voor één in de eieren en vervolgens in het walnotenmengsel, terwijl u ze gelijkmatig draait. Plaats de gecoate varkenskarbonades op de voorbereide bakplaat; laten liggen

3. Combineer de spinazie en basilicum in een grote kom. Verdeel de greens over vier serveerschalen en plaats ze aan één kant van het bord. Werk af met de resterende ⅔ kopje bessen, rode ui en ½ kopje geroosterde walnoten. Besprenkel met bramenazijn.

4. Verhit de kokosolie in een grote koekenpan op middelhoog vuur. Voeg varkenskarbonades toe aan de pan; kook ongeveer 4 minuten of tot het gaar is (145 ° F), één keer draaien. Voeg varkenskarbonades toe aan saladeborden.

BUIKSPEK MET ZOETZURE RODE KOOL

VOORBEREIDING: 20 minuten koken: 45 minuten maken: 4 porties

IN HET JAAR "DE PALEO-PRINCIPES" EEN DEEL VAN DIT BOEK, AMANDELMEEL (OOK WEL AMANDELMEEL GENOEMD) WORDT VERMELD ALS EEN NIET-PALEO-INGREDIËNT, NIET OMDAT AMANDELMEEL INHERENT SLECHT IS, MAAR OMDAT HET VAAK WORDT GEBRUIKT OM ANALOGEN TE MAKEN VAN BROWNIES, CAKES, KOEKJES, ENZ. HET PALEODIEET®. HET SPAARZAAM GEBRUIKEN ALS COATING OP EEN DUN GEBRADEN VARKENS- OF GEVOGELTE-JAKOBSSCHELP, ZOALS HIER, IS GEEN PROBLEEM.

KOOL

- 2 eetlepels olijfolie
- 1 kopje gehakte rode ui
- 6 kopjes fijngesneden rode kool (ongeveer een halve eetlepel)
- 2 Granny Smith-appels, geschild, klokhuis verwijderd en in plakjes gesneden
- ¾ kopje vers sinaasappelsap
- 3 eetlepels ciderazijn
- ½ theelepel karwijzaad
- ½ theelepel selderiezaad
- ½ theelepel zwarte peper

HET VARKEN

- 4 karbonades zonder botten, in een dikte van ½ inch gesneden
- 2 kopjes amandelmeel
- 1 eetlepel gedroogde citroenschil
- 2 theelepels zwarte peper
- ¾ theelepel gemalen pizzeria
- 1 groot ei
- ¼ kopje amandelmelk

3 eetlepels olijfolie

Schijfjes citroen

1. Om de zoetzure kool te maken, in een Nederlandse oven, op middelhoog vuur in 6 liter olijfolie. Voeg de ui toe; kook gedurende 6 tot 8 minuten of tot ze zacht en lichtbruin zijn. Voeg de kool toe; kook en roer gedurende 6 tot 8 minuten of tot de kool knapperig gaar is. Voeg de appels, sinaasappelsap, azijn, karwijzaad, selderiezaad en een halve theelepel peper toe. Aan de kook brengen; zet het vuur laag Dek af en kook gedurende 30 minuten, af en toe roerend. Dek af en kook tot de vloeistof iets is ingekookt.

2. Leg ondertussen de karbonades tussen twee vellen plasticfolie of vetvrij papier. Rol uit met de platte kant van een vleeshamer of deegroller tot een dikte van ¼ inch; laten liggen

3. Combineer amandelmeel, gedroogde citroenschil, 2 theelepels peper en cayennepeper in een kleine kom. Klop in een andere ondiepe kom het ei en de amandelmelk samen. Bestrijk de karbonades lichtjes met de gekruide bloem en schud het overtollige eraf. Spatel het mengsel door het eimengsel en vervolgens terug door de gekruide bloem, terwijl u het overtollige mengsel afschudt. Herhaal met de overige steaks.

4. Verhit de olijfolie in een grote koekenpan op middelhoog vuur. Voeg 2 schnitzels toe aan de pan. Kook 6 tot 8 minuten of tot de steaks goudbruin en gaar zijn, keer ze één keer. Leg de steaks op een warm bord. Herhaal met de overige 2 schnitzels.

5. Serveer de steaks met kool en partjes citroen.

GEROOKTE BABYRUGGEN MET APPELMOSTERDZWABBERSAUS

VERZACHTEN:1 uur staan: 15 minuten roken: 4 uur koken: 20 minuten maken: 4 portiesFOTO

RIJKE SMAAK EN VLEZIGE TEXTUURGEROOKTE RIBBEN VRAGEN OM IETS FRIS EN KNAPPERIGS. BIJNA ELKE SLA ZAL WERKEN, MAAR VENKELSLA (ZIEHET RECEPTEN OP DE FOTOHIER), IS BIJZONDER GOED.

DE RIBBEN
- 8 tot 10 stuks appel- of hickoryhout
- 3 tot 3 ½ pond babyruggen van varkenslende
- ¼ kopje gerookte kruiden (ziehet recept)

DE SAUS
- 1 middelgrote kookappel, geschild, klokhuis verwijderd en in dunne plakjes gesneden
- ¼ kopje gehakte ui
- ¼ kopje water
- ¼ kopje ciderazijn
- 2 eetlepels Dijon-mosterd (ziehet recept)
- 2 tot 3 eetlepels water

1. Plaats de houtblokken in voldoende water om ze minimaal een uur te laten weken voordat u ze gaat roken. Giet af voor gebruik. Verwijder eventueel zichtbaar vet van de ribben. Verwijder indien nodig het dunne membraan van de achterkant van de ribben. Leg de ribben in een grote, ondiepe pan. Bestrooi gelijkmatig met rokerige kruiden; wrijf met je vingers. Laat 15 minuten bij kamertemperatuur staan.

2. Plaats voorverwarmde kolen, uitgelekte houtblokken en een kom met water in een roker volgens de instructies van de fabrikant. Giet het water in de pan. Plaats de ribben met de botkant naar beneden op de grill boven de pan met water. (Of plaats de ribben op de grill; plaats de ribben op de grill.) Dek af en rooster gedurende 2 uur. Houd tijdens het braden een braadtemperatuur van ongeveer 225 ° F aan. Voeg indien nodig extra houtskool en water toe om de temperatuur en vochtigheid op peil te houden.

3. Meng ondertussen voor de dweilsaus appelschijfjes, ui en ¼ kopje water in een kleine pan. Aan de kook brengen; verminder hitte Kook, afgedekt, gedurende 10 tot 12 minuten of tot de appelschijfjes heel zacht zijn, af en toe roeren. iets afkoelen; doe de ongedraineerde appel en ui in een keukenmachine of blender. Dek af en verwerk of mix tot een gladde massa. Doe de puree terug in de pan. Roer de azijn en mosterd in Dijon-stijl erdoor. Kook op middelhoog vuur gedurende 5 minuten, af en toe roeren. Voeg 2-3 eetlepels water toe (of meer indien nodig) om de saus de consistentie van vinaigrette te geven. Verdeel de saus in drieën.

4. Bestrijk de ribben na 2 uur royaal met een derde van de dweilsaus. Dek af en braad nog 1 uur. Bestrijk opnieuw met nog een derde van de dweilsaus. Wikkel elke ribplak in zware folie en plaats de ribben terug in de roker, indien nodig in laagjes. Dek af en rooster nog anderhalf uur of tot de ribben gaar zijn.*

5. Haal de ribben uit de kom en veeg het resterende derde deel van de saus op. Snijd de ribben tussen de botten om te serveren.

*Tip: Om de malsheid van spareribs te testen, verwijdert u voorzichtig de folie van een plakje rib. Pak de ribbenplaat vast met een tang en houd de plaat vast bij het bovenste kwart van de plaat. Draai de ribplaat om zodat de vleeskant naar beneden wijst. Als de ribben zacht zijn, moet de filet bij het oppakken gebroken zijn. Als het niet gaar is, wikkel het dan opnieuw in folie en ga door met het roosteren van de ribben tot ze klaar zijn.

GEBAKKEN BBQ LANDELIJKE VARKENSRIBBETJES MET VERSE ANANASSLA

VOORBEREIDING:20 minuten koken: 8 minuten bakken: 1 uur 15 minuten bereiding: 4 porties

VARKENSRIBBETJES IN LANDELIJKE STIJL ZIJN VLEZIG,GOEDKOOP, EN ALS HET OP DE JUISTE MANIER WORDT BEHANDELD – LAAG EN LANGZAAM GEKOOKT ZOALS IN EEN PUINHOOP BARBECUESAUS – SMELT HET ZACHT.

- 2 pond varkensribbetjes zonder botten in landelijke stijl
- ¼ theelepel zwarte peper
- 1 eetlepel geraffineerde kokosolie
- ½ kopje vers sinaasappelsap
- 1½ kopje barbecuesaus (zie het recept)
- 3 kopjes geraspte groene en/of rode kool
- 1 kop geraspte wortel
- 2 kopjes gehakte ananas
- ⅓ kopje Heldere Citrus Azijn Azijn (zie het recept)
- BBQ-saus (zie het recept) (optioneel)

1. Verwarm de oven voor op 350 ° F. Bestrooi het varkensvlees met peper. Verhit de kokosolie in een grote koekenpan op middelhoog vuur. Voeg varkensribbetjes toe; kook gedurende 8 tot 10 minuten of tot ze bruin en gelijkmatig bruin zijn. Plaats de ribben in een rechthoekige pot van 3 liter.

2. Voeg voor de saus het sinaasappelsap toe aan de pan en roer om eventuele bruine stukjes te verwijderen. Roer 1½ kopje barbecuesaus erdoor. Giet de saus over de ribben.

Bestrijk de ribben met de saus (gebruik indien nodig een deegkwast om de saus glad te maken). Bedek de bakplaat met aluminiumfolie.

3. Kook de ribben gedurende 1 uur. Verwijder de folie en bestrijk de ribben met de saus uit de ovenschaal. Bak nog ongeveer 15 minuten of tot de ribben zacht en bruin zijn en de saus iets is ingedikt.

4. Meng ondertussen voor de ananassalade de kool, wortels, ananas en heldere citrusvinaigrette. Dek af en zet tot die tijd in de koelkast.

5. Serveer de spareribs eventueel met slaw en BBQ-saus.

PITTIGE VARKENSGOULASH

VOORBEREIDING: 20 minuten koken: 40 minuten maken: 6 porties

DEZE STOOFPOT OP HONGAARSE WIJZE WORDT GESERVEERDEEN ENKEL GERECHT VAN KNAPPERIGE, NAUWELIJKS VERWELKTE KOOL. MAAL HET KARWIJZAAD FIJN IN EEN STAMPER EN VIJZEL, ALS JE DIE HEBT. ZO NIET, DRUK DAN HET LEMMET ONDER DE BREDE KANT VAN EEN KOKSMES DOOR ER ZACHTJES MET JE VUIST OP TE DRUKKEN.

GOULASH

1 ½ kilo varkensgehakt

2 kopjes gehakte rode, oranje en/of gele paprika

¾ kopje fijngehakte rode ui

1 kleine verse rode chilipeper, zonder zaadjes en fijngehakt (zie tip)

4 eetlepels gerookte kruiden (zie het recept)

1 theelepel karwijzaad, fijngehakt

¼ theelepel gemalen marjolein of oregano

1 blikje van 14 ounce ongezouten, ongedraineerde tomatenblokjes

2 eetlepels rode wijnazijn

1 eetlepel fijn geraspte citroenschil

⅓ kopje gehakte verse peterselie

KOOL

2 eetlepels olijfolie

1 middelgrote ui, in plakjes gesneden

1 kleine krop groene of rode kool, zonder zaadjes en in dunne plakjes gesneden

1. Kook voor de goulash in een grote Nederlandse oven het gehakt, de paprika en de ui op middelhoog vuur gedurende 8 tot 10 minuten of tot het varkensvlees niet meer roze is en de groenten knapperig gaar zijn, roer met een houten lepel om het te verbreken. vlees. Giet het vet

af. Zet het vuur lager; voeg rode chili, gerookte kruiden, karwijzaad en marjolein toe. Dek af en kook gedurende 10 minuten. Voeg de ongedraineerde tomaten en azijn toe. Aan de kook brengen; verminder hitte Kook, afgedekt, gedurende 20 minuten.

2. Verhit ondertussen voor de kool de olie in een grote koekenpan op middelhoog vuur. Voeg de ui toe en kook tot hij zacht is, ongeveer 2 minuten. Voeg de kool toe; mix om te combineren. Zet het vuur lager. Kook ongeveer 8 minuten of tot de kool gaar is, af en toe roeren.

3. Doe voor het serveren een portie van het koolmengsel op een bord. Garneer met goulash en bestrooi met citroenschil en peterselie.

ITALIAANSE WORST GEHAKTBALLETJES GEMARINEERD MET GESNEDEN VENKEL EN GEBAKKEN UIEN

VOORBEREIDING: 30 minuten in de oven: 30 minuten koken: 40 minuten maken: 4 tot 6 porties

DIT RECEPT IS EEN ZELDZAAM VOORBEELDDE VERSE VERSIE IS NET ZO GOED, ZO NIET BETER, DAN EEN INGEBLIKT PRODUCT. TENZIJ JE HEEL ERG RIJPE TOMATEN HEBT, KRIJG JE NIET DEZELFDE CONSISTENTIE IN EEN SAUS GEMAAKT MET VERSE TOMATEN ALS MET TOMATEN UIT BLIK. ZORG ERVOOR DAT JE EEN ZOUTVRIJ – EN NOG BETER, BIOLOGISCH – PRODUCT GEBRUIKT.

GEHAKTBALLETJES
- 2 grote eieren
- ½ kopje amandelmeel
- 8 teentjes knoflook, fijngehakt
- 6 eetlepels droge witte wijn
- 1 theelepel paprikapoeder
- 2 theelepels zwarte peper
- 1 eetlepel venkelzaad, licht geplet
- 1 theelepel gedroogde oregano, geraspt
- 1 eetlepel gedroogde tijm, geplet
- ¼ tot ½ theelepel cayennepeper
- 1 ½ kilo varkensgehakt

NAAR DE JACHTHAVEN
- 2 eetlepels olijfolie
- 2 15-ounce ongezouten geplette tomaten of 28-ounce ongezouten geplette tomaten

½ kopje gehakte verse basilicum

3 middelgrote venkelknollen, gehalveerd, klokhuis verwijderd en in dunne plakjes gesneden

1 grote zoete ui, gehalveerd en in dunne plakjes gesneden

1. Verwarm de oven voor op 375 ° F. Bekleed een grote bakplaat met bakpapier; laten liggen Klop in een grote kom de eieren, amandelmeel, 6 teentjes knoflook, 3 eetlepels wijn, paprikapoeder, 1½ theelepel zwarte peper, venkelzaad, oregano, tijm en cayennepeper door elkaar. Voeg varkensvlees toe; Goed mengen. Vorm het varkensvleesmengsel in gehaktballetjes van 1½ inch (zou 24 gehaktballetjes moeten maken); schik in een enkele laag op de voorbereide bakplaat. Bak ongeveer 30 minuten of tot ze lichtbruin zijn; draai ze tijdens het bakken één keer om.

2. Verwarm ondertussen voor de Marinara-saus in een Nederlandse oven van 4 tot 6 liter 1 eetlepel olijfolie. Voeg de resterende 2 fijngehakte teentjes knoflook toe; kook ongeveer 1 minuut of tot het bruin begint te worden. Voeg snel de resterende 3 eetlepels wijn, geplette tomaten en basilicum toe. Aan de kook brengen; verminder hitte Kook, onafgedekt, gedurende 5 minuten. Gooi de gekookte gehaktballetjes voorzichtig door de Marinara-saus. Dek af en kook gedurende 25 tot 30 minuten.

3. Verhit ondertussen in een grote pan de resterende 1 eetlepel olijfolie op middelhoog vuur. Roer de gesneden venkel en ui erdoor. Kook gedurende 8 tot 10 minuten of tot ze zacht en lichtbruin zijn, onder regelmatig roeren. Breng op smaak met de resterende halve theelepel zwarte peper. Serveer de gehaktballetjes en de marinarasaus over de venkel- en uiensaus.

GEVULDE VARKENSCOURGETTEKOMMEN MET BASILICUM EN PIJNBOOMPITTEN

VOORBEREIDING: 20 minuten koken: 22 minuten bakken: 20 minuten maken: 4 porties

KINDEREN ZIJN DOL OP DIT LEUKE GERECHT GEPUREERDE COURGETTE GEVULD MET VARKENSVLEES, TOMATEN EN PAPRIKA. ROER INDIEN GEWENST 3 EETLEPELS BASILICUMPESTO ERDOOR (ZIE HET RECEPT) IN PLAATS VAN VERSE BASILICUM, PETERSELIE EN PIJNBOOMPITTEN.

- 2 middelgrote courgettes
- 1 eetlepel extra vergine olijfolie
- 12 ons gemalen varkensvlees
- ¾ kopje gehakte ui
- 2 teentjes knoflook, fijngehakt
- 1 kopje gehakte tomaten
- ⅔ kopje fijngehakte gele of oranje peper
- 1 eetlepel venkelzaad, licht geplet
- ½ theelepel gemalen rode peper
- ¼ kopje verse basilicum
- 3 eetlepels gehakte verse peterselie
- 2 eetlepels pijnboompitten, geroosterd (zie tip) en teruggebracht tot ca
- 1 theelepel fijn geraspte citroenschil

1. Verwarm de oven voor op 350 ° F. Snijd de courgette in de lengte doormidden en schep voorzichtig het midden eruit, zodat er een schil van ¼ inch overblijft. Snijd het vruchtvlees van de courgette en zet dit opzij. Leg de courgettehelften met de snijkant naar boven op een vel bakpapier.

2. Verhit voor de vulling de olijfolie in een grote koekenpan op middelhoog vuur. Voeg gemalen varkensvlees toe; kook tot het niet meer roze is, roer met een houten lepel om het vlees los te maken. Giet het vet af. Verlaag het vuur tot medium. Voeg de gereserveerde courgettepulp, ui en knoflook toe; kook en roer ongeveer 8 minuten of tot de ui zacht wordt. Roer de tomaten, peper, venkelzaad en gemalen rode peper erdoor. Kook ongeveer 10 minuten of tot de tomaten zacht worden en beginnen af te breken. Haal de pan van het vuur. Roer de basilicum, peterselie, pijnboompitten en citroenschil erdoor. Verdeel de vulling over de courgetteschelpen en stapel ze een beetje op. Bak gedurende 20 tot 25 minuten of tot de courgetteschillen knapperig en zacht zijn.

CURRY VARKENSVLEES EN ANANAS "NOODLES" KOMMEN MET KOKOSMELK EN KRUIDEN

VOORBEREIDING:30 minuten koken: 15 minuten bakken: 40 minuten maken: 4 portiesFOTO

1 grote spaghettipompoen
2 eetlepels geraffineerde kokosolie
1 kilo varkensgehakt
2 eetlepels fijngesneden lente-ui
2 eetlepels verse citroen
1 eetlepel fijngehakte verse gember
6 teentjes knoflook, fijngehakt
1 eetlepel fijngehakt citroengras
1 eetlepel Thaise currypoeder zonder zout
1 kopje gehakte rode paprika
1 kopje gehakte ui
½ kopje julienne wortel
1 baby paksoi, in plakjes (3 kopjes)
1 kop gesneden verse champignons
1 of 2 Thaise vogels, in dunne plakjes gesneden (zietip)
1 blikje natuurlijke kokosmelk van 13,5 ounce (zoals Nature's Way)
½ kopje kippenbottenbouillon (ziehet recept) of kippenbouillon zonder zout
¼ kopje vers ananassap
3 eetlepels ongezouten cashewboter zonder olie
1 kop verse ananas, in blokjes gesneden
Vijl wiggen
Verse koriander, munt en/of Thaise basilicum
Gehakte geroosterde cashewnoten

1. Verwarm de oven voor op 400 ° F. Spaghettipompoen in de magnetron gedurende 3 minuten op de hoogste stand. Snijd de pompoen voorzichtig in de lengte doormidden en verwijder de zaden. Wrijf 1 eetlepel kokosolie op de gesneden kanten van de pompoen. Leg de pompoenhelften met de snijkant naar beneden op een bakplaat. Bak gedurende 40 tot 50 minuten of tot de pompoen gemakkelijk doorboord kan worden met een mes. Schraap het vruchtvlees uit de schelpen met de tanden van een vork en houd het warm tot het serveren.

2. Meng ondertussen in een middelgrote kom varkensvlees, lente-uitjes, citroensap, gember, knoflook, citroengras en kerriepoeder; Goed mengen. Verhit de resterende 1 eetlepel kokosolie in een grote koekenpan op middelhoog vuur. Voeg varkensvleesmengsel toe; kook tot het niet meer roze is, roer met een houten lepel om het vlees los te maken. Voeg peper, ui en wortel toe; kook en roer ongeveer 3 minuten of tot de groenten knapperig gaar zijn. Roer paksoi, champignons, chilipepers, kokosmelk, kippenbottenbouillon, ananassap en cashewboter erdoor. Aan de kook brengen; verminder hitte Voeg de ananas toe; kook, onbedekt, tot het gaar is.

3. Verdeel de spaghettipompoen over vier kommen om te serveren. Schep de varkenscuria over de pompoen. Serveer met partjes citroen, kruiden en cashewnoten.

PITTIGE GEGRILDE VARKENSKARBONADES MET PITTIGE KOMKOMMERSALADE

VOORBEREIDING:30 minuten grillen: 10 minuten stand: 10 minuten bereiding: 4 porties

KROKANTE KOMKOMMERSALADEOP SMAAK GEBRACHT MET VERSE MUNT IS EEN VERFRISSENDE EN VERFRISSENDE TOEVOEGING AAN PITTIGE VARKENSBURGERS.

- ⅓ kopje olijfolie
- ¼ kopje gehakte verse munt
- 3 eetlepels witte wijnazijn
- 8 teentjes knoflook, fijngehakt
- ¼ theelepel zwarte peper
- 2 middelgrote komkommers, zeer dun gesneden
- 1 kleine ui, in dunne plakjes gesneden (ongeveer ½ kopje)
- 1¼ tot 1½ kilo varkensgehakt
- ¼ kopje gehakte verse koriander
- 1 of 2 middelgrote verse jalapeño- of serranopepers, zonder zaadjes (indien gewenst) en fijngehakt (zietip)
- 2 middelgrote rode paprika's, zonder zaadjes en in vieren
- 2 eetlepels olijfolie

1. Meng in een grote kom ⅓ kopje olijfolie, munt, azijn, 2 fijngehakte teentjes knoflook en zwarte peper. Voeg gesneden komkommers en ui toe. Gooi tot het goed bedekt is. Dek af en laat afkoelen tot het klaar is om te serveren, roer een of twee keer.

2. Meng het varkensvlees, de koriander, de chilipepers en de resterende 6 fijngehakte teentjes knoflook in een grote

kom. Rol er vier ¾-inch dikke pasteitjes van. Bestrijk de in vieren gesneden paprika's licht met 2 eetlepels olijfolie.

3. Voor een houtskool- of gasgrill plaats je de pasteitjes en de in vieren gesneden paprika's direct op middelhoog vuur. Dek af en gril totdat de direct afleesbare thermometer in de zijkanten van de varkenspasteitjes 160 ° F registreert en de stukjes paprika zacht en licht verkoold zijn. Draai de aardappelen en de paprika's in vieren halverwege de grill. Wacht 10 tot 12 minuten voor de aardappelen en 8 tot 10 minuten voor de in vieren gesneden paprika's.

4. Wanneer de in vieren gesneden paprika's gaar zijn, wikkel je ze in een stuk papier om ze volledig af te sluiten. Laat ongeveer 10 minuten staan of tot het koel genoeg is om te hanteren. Verwijder met een scherp mes voorzichtig het vel van de paprika's. Snij de paprika's in de lengte in vieren.

5. Meng de komkommersalade door elkaar en verdeel gelijkmatig over vier grote borden. Leg op elk bord een varkenshaasje. Verdeel de plakjes rode peper gelijkmatig over de pasteitjes.

PIZZA MET COURGETTEBODEM IN DE ZON MET TOMATENPESTO, PAPRIKA EN ITALIAANSE WORST

VOORBEREIDING: 30 minuten koken: 15 minuten bakken: 30 minuten maken: 4 porties

DIT IS EEN MES-EN-VORK-PIZZA. ZORG ERVOOR DAT JE DE WORST EN DE PAPRIKA LICHTJES IN DE MET PESTO BEDEKTE KORST DRUKT, ZODAT DE BOVENKANT VOLDOENDE BLIJFT PLAKKEN OM DE PIZZA SCHOON TE SNIJDEN.

2 eetlepels olijfolie

1 eetlepel fijngemalen amandelen

1 groot ei, lichtgeklopt

½ kopje amandelmeel

1 eetlepel gehakte verse oregano

¼ theelepel zwarte peper

3 teentjes knoflook, fijngehakt

3½ kopjes geraspte courgette (2 medium)

Italiaanse worst (zie het recept, onderstaand)

1 eetlepel extra vergine olijfolie

1 paprika (geel, rood of half), zonder zaadjes en in zeer dunne reepjes gesneden

1 kleine ui, in dunne plakjes gesneden

Tomatenpesto uit de zon (zie het recept, onderstaand)

1. Verwarm de oven voor op 425 ° F. Bestrijk een pizzavorm van 30 cm met 2 eetlepels olijfolie. Bestrooi met gemalen amandelen; laten liggen

2. Meng voor de korst het ei, het amandelmeel, de oregano, de zwarte peper en de knoflook in een grote kom. Leg de geraspte courgette op een schone handdoek of stuk kaas. Goed verzamelen

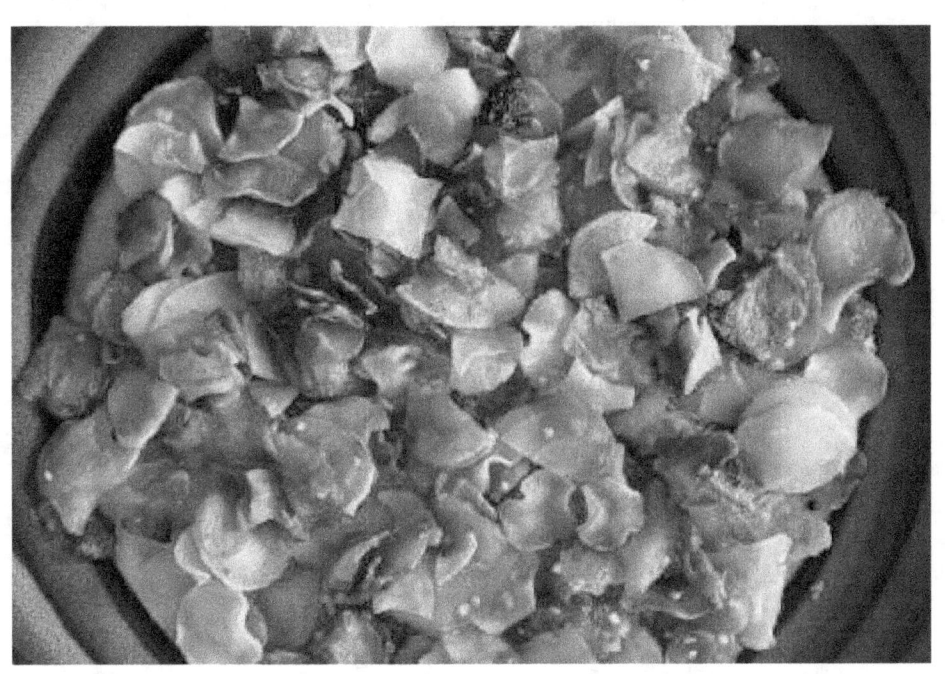

GEGRILDE CITROEN KORIANDER BEEN GEROOKTE ASPERGES

VERZACHTEN:30 minuten Voorbereiding: 20 minuten Grillen: 45 minuten Bereiding: 10 minuten Bereiding: 6 tot 8 porties

DIT GERECHT IS EENVOUDIG MAAR ELEGANTTWEE INGREDIËNTEN DIE VAN NATURE IN DE LENTE VOORKOMEN: LAMSVLEES EN ASPERGES. HET ROOSTEREN VAN KORIANDERZAAD VERSTERKT DE WARME, AARDSE EN LICHT KRUIDIGE SMAAK.

- 1 kopje hickoryhoutsnippers
- 2 eetlepels korianderzaad
- 2 eetlepels fijn geraspte citroenschil
- Anderhalve theelepel zwarte peper
- 2 eetlepels gehakte verse tijm
- 1 2 tot 3 pond lamsbout zonder been
- 2 bosjes verse asperges
- 1 eetlepel olijfolie
- ¼ theelepel zwarte peper
- 1 citroen, in vieren gesneden

1. Week de hickory-aardappelen 30 minuten voor het braden in een kom in voldoende water; laten liggen Rooster ondertussen in een kleine koekenpan de korianderzaadjes op middelhoog vuur gedurende 2 minuten of tot ze geurig en knapperig zijn, onder regelmatig roeren. Haal de zaden uit de pan; laten afkoelen Zodra de zaden zijn afgekoeld, vermaal je ze in een vergiet (of plaats je de zaden op een snijplank en plet je ze met de achterkant van een houten lepel). Meng in een kleine kom korianderzaad, citroenschil, 1 ½ theelepel peper en tijm; laten liggen

2. Verwijder eventueel gaas van het gebraden lamsvlees. Leg het braadstuk op het werkoppervlak, met de vetzijde naar beneden. Strooi de helft van het kruidenmengsel over het vlees; wrijf met je vingers. Zoek de brandwond en bind deze vast met vier of zes stukken keukentouw van 100% katoen. Strooi het resterende kruidenmengsel over de buitenkant van het braadstuk en druk het lichtjes aan zodat het blijft plakken.

3. Houtskoolbarbecue: plaats middelmatig hete kolen rond een lekbak. Probeer het op middelhoog vuur in de pan. Gooi de uitgelekte houtsnippers op de kolen. Leg het gebraden lamsvlees op de lekbak op de grill. Dek af en rooster gedurende 40 tot 50 minuten op medium (145°F). (Voor gasgrill: verwarm de grill voor. Zet het vuur middelhoog. Pas aan voor indirect koken. Grill zoals hierboven, behalve dat u uitgelekte houtsnippers toevoegt volgens de aanwijzingen van de fabrikant.) Bedek de grill met folie. Laat het 10 minuten staan voordat u het aansnijdt.

4. Snijd intussen de houtachtige uiteinden van de asperges af. Meng de asperges in een grote kom met de olijfolie en ¼ theelepel peper. Plaats de asperges op de buitenranden van de grill, direct boven de kolen en loodrecht op de grill. Dek af en gril gedurende 5 tot 6 minuten tot ze knapperig zijn. Knijp de partjes citroen uit over de asperges.

5. Verwijder de ketting van het geroosterde lamsvlees en snijd het vlees in dunne plakjes. Serveer het vlees met gegrilde asperges.

HEET LAM

VOORBEREIDING:30 minuten koken: 2 uur 40 minuten Drinken: 4 porties

OPWARMEN MET DEZE HEERLIJKE STOOFPOTOP EEN HERFST- OF WINTERAVOND. DE STOOFPOT WORDT GESERVEERD IN EEN FLUWEELZACHTE PUREE VAN SELDERIJ EN BIESLOOK, OP SMAAK GEBRACHT MET DIJON-MOSTERD, CASHEWROOM EN BIESLOOK. LET OP: SELDERIJ WORDT OOK WEL KNOLSELDERIJ GENOEMD.

- 10 zwarte pepers
- 6 salieblaadjes
- 3 hele paprika's
- 2 reepjes sinaasappelschil van 2 inch
- 2 pond lamsschouder zonder been
- 3 eetlepels olijfolie
- 2 middelgrote uien, grof gesneden
- 1 14,5-ounce ongezouten, ongedraineerde tomatenblokjes
- 1½ kopjes runderbottenbouillon (zie het recept) of runderbouillon zonder zout
- ¾ kopje droge witte wijn
- 3 grote teentjes knoflook, fijngehakt en gepeld
- 2 pond bleekselderij, geschild en in blokjes van 1 inch gesneden
- 6 middelgrote pastinaken, geschild en in plakjes van 1 inch gesneden (ongeveer 2 pond)
- 2 eetlepels olijfolie
- 2 eetlepels cashewroom (zie het recept)
- 1 eetlepel Dijon-mosterd (zie het recept)
- ¼ kopje gehakte bieslook

1. Om het boeket garni te maken, snijd je een vierkant kaas van 19 cm. Leg de peperkorrels, salie, cayennepeper en sinaasappelschil in het midden van de kaas. Til de randen

van de kaasdoek op en bind hem stevig vast met schoon keukentouw van 100% katoen. Laat het opzij.

2. Verwijder het vet van de schouder van het lam; snijd het lamsvlees in stukjes van 1 inch. Verhit 3 eetlepels olijfolie in een pan op middelhoog vuur. Kook het lamsvlees, indien nodig in batches, in hete olie tot het bruin is; haal uit de pan en houd warm. Voeg ui toe aan de pan; kook gedurende 5 tot 8 minuten of tot ze zacht en lichtbruin zijn. Voeg het boeket garni, de ongedraineerde tomaten, 1¼ kopje runderbottenbouillon, wijn en knoflook toe. Aan de kook brengen; verminder hitte Laat 2 uur koken, af en toe roeren. Verwijder het boeket garni en gooi het weg.

3. Doe ondertussen voor de puree de bleekselderij en de pastinaak in een grote soepkom; bedekken met water Breng op middelhoog vuur aan de kook; zet het vuur laag Dek af en laat 30 tot 40 minuten zachtjes koken, of tot de groenten heel zacht zijn als je er met een vork in prikt. opdrogen doe de groenten in een keukenmachine. Voeg de resterende ¼ kopje runderbottenbouillon en 2 eetlepels olie toe; pulseer tot de puree bijna glad is maar nog steeds wat textuur heeft, stop een of twee keer om langs de zijkanten te schrapen. Doe de puree in een kom. Roer de cashewroom, mosterd en bieslook erdoor.

4. Verdeel de puree over vier serveerschalen; met de Lamb Hot Pot hierboven.

LAMSSTOOFPOT MET SELDERIJNOEDELS

VOORBEREIDING:Bak gedurende 30 minuten: 1 uur en 30 minuten Drankjes: 6 porties

APIOI HANTEERT EEN HEEL ANDERE AANPAKKOOK IN DEZE STOOFPOT EN VERVOLGENS IN DE LAMSPOT (ZIE<u>HET RECEPT</u>). MET EEN MANDOLINESCHAAF WORDEN ZEER DUNNE REEPJES ZOETE EN FRUITIGE WORTEL GEMAAKT. DE "NOEDELS" WORDEN GEKOOKT TOT ZE GAAR ZIJN.

- 2 eetlepels citroenkruidenkruiden (zie<u>het recept</u>)
- 1 ½ pond lamsstoofpot, in blokjes van 1 inch gesneden
- 2 eetlepels olijfolie
- 2 kopjes gehakte ui
- 1 kopje gehakte wortels
- 1 kopje gesneden rapen
- 1 eetlepel gehakte knoflook (6 teentjes)
- 2 eetlepels ongezouten tomatenpuree
- ½ kopje droge rode wijn
- 4 kopjes runderbottenbouillon (zie<u>het recept</u>) of runderbouillon zonder zout
- 1 laurierblad
- 2 kopjes 1-inch in blokjes gesneden pompoen
- 1 kopje gehakte aubergine
- 1 kilo bleekselderij, geschild
- Gehakte verse peterselie

1. Verwarm de oven voor op 250 ° F. Strooi de citroenkruiden over het lamsvlees. Schud voorzichtig om te coaten. Verwarm een Nederlandse oven van 6 tot 8 liter op middelhoog vuur. Voeg 1 eetlepel olijfolie en de helft van het gekruide lamsvlees toe aan de braadpan. Bruin vlees aan alle kanten in hete olie; doe het gebruinde vlees op

een bord en herhaal met het resterende lamsvlees en de olijfolie. Verlaag het vuur tot medium.

2. Voeg de ui, wortels en rapen toe aan de pot. Kook en roer de groenten gedurende 4 minuten; voeg de knoflook en tomatenpuree toe en kook nog 1 minuut. Voeg de rode wijn, de runderbottenbouillon, het laurierblad en het achtergehouden vlees en de verzamelde sappen toe aan de pan. Breng het mengsel aan de kook. Dek af en plaats de Dutch oven in de voorverwarmde oven. Bak gedurende 1 uur. Meng de pompoen en aubergine. Zet terug in de oven en bak nog eens 30 minuten.

3. Terwijl de stoofpot aan het bakken is, gebruik je een mandoline om de selderij in dunne plakjes te snijden. Snijd de bleekselderij in reepjes van ½ cm breed. (Je zou ongeveer 4 kopjes moeten hebben.) Roer de selderijreepjes door de stoofpot. Kook ongeveer 10 minuten of tot ze zacht zijn. Verwijder het laurierblad en gooi het weg voordat u de stoofpot serveert. Bestrooi elk met gehakte peterselie.

FRANSE LAMSKOTELETJES MET GRANAATAPPEL EN DADELS

VOORBEREIDING: 10 minuten koken: 18 minuten afkoelen: 10 minuten maken: 4 porties

DE TERM "FRANS" VERWIJST NAAR EEN RIB MET EEN SCHERP MES WERDEN HET VET, HET VLEES EN HET BINDWEEFSEL VERWIJDERD. ZORGT VOOR EEN AANTREKKELIJKE PRESENTATIE. VRAAG UW SLAGER OM DIT TE DOEN OF U KUNT HET ZELF DOEN.

CHUTNEY
- ½ kopje ongezoet granaatappelsap
- 1 eetlepel verse citroen
- 1 sjalot, gepeld en in dunne ringen gesneden
- 1 theelepel fijn geraspte sinaasappelschil
- ⅓ kopje gehakte Medjoul-dadels
- ¼ theelepel rode peper
- ¼ kopje granaatappelpitjes*
- 1 eetlepel olijfolie
- 1 eetlepel Italiaanse (platbladige) gehakte verse peterselie

LAMSKOTELETJES
- 2 eetlepels olijfolie
- 8 gebakken lamsribben

1. Meng voor de chutney het granaatappelsap, het citroensap en de sjalotjes in een kleine pan. Aan de kook brengen; verminder hitte Kook, onafgedekt, gedurende 2 minuten. Voeg sinaasappelschil, dadels en gemalen rode peper toe. Laat afkoelen, ongeveer 10 minuten. Roer de granaatappelpitjes, 1 eetlepel olijfolie en peterselie erdoor. Zet op kamertemperatuur tot het serveren.

2. Verhit voor het maken van de steaks 2 eetlepels olijfolie in een grote pan op middelhoog vuur. Werk in batches, voeg de steaks toe aan de pan en kook gedurende 6 tot 8 minuten op medium-rare (145 ° F), één keer draaien. Bestrijk de steaks met chutney.

*Let op: Verse granaatappels en hun pitten of zaden zijn verkrijgbaar van oktober tot februari. Als je ze niet kunt vinden, gebruik dan ongezoete gedroogde zaden om een knapperige chutney te maken.

CHIMICHURRI LAMSSTEAK MET GEBAKKEN RADICCHIO

VOORBEREIDING:30 minuten marineren: 20 minuten koken: 20 minuten bereiding: 4 porties

CHIMICHURRI IS DE MEEST POPULAIRE SMAAKMAKER IN ARGENTINIËMET DE BEROEMDE STEAK GEGRILD IN DE GAUCHOSTIJL VAN DAT LAND. ER ZIJN VEEL VARIATIES, MAAR EEN DIKKE KRUIDENSAUS WORDT MEESTAL OPGEBOUWD ROND PETERSELIE, KORIANDER OF OREGANO, SJALOTJES EN/OF KNOFLOOK, GEMALEN RODE PEPER, OLIJFOLIE EN RODE WIJNAZIJN. HET IS HEERLIJK BIJ GEGRILDE BIEFSTUK, MAAR HET IS OOK HEERLIJK BIJ LAMSKOTELETJES, GEBRADEN KIP EN VARKENSVLEES, OF AANGEBRADEN.

8 lamskoteletjes, 2,5 cm dik gesneden

½ kopje Chimichurri-saus (zie het recept)

2 eetlepels olijfolie

1 zoete ui, gehalveerd en in plakjes gesneden

1 theelepel komijnzaad, gemalen*

1 teentje knoflook, fijngehakt

1 kopje radijs, gedraaid en in dunne linten gesneden

1 eetlepel balsamicoazijn

1. Doe de lamskoteletjes in een grote kom. Besprenkel met 2 eetlepels Chimichurri-saus. Wrijf de saus met je vingers over het oppervlak van elke steak. Laat de steaks 20 minuten marineren op kamertemperatuur.

2. Verhit ondertussen voor de gebakken radijssla 1 eetlepel olijfolie in een grote koekenpan. Voeg ui, komijnzaad en knoflook toe; kook 6 tot 7 minuten of tot de ui zacht

wordt, onder regelmatig roeren. Voeg de radijs toe; kook gedurende 1 tot 2 minuten of tot de radicchio licht verwelkt is. Doe de sla in een grote kom. Voeg de balsamicoazijn toe en meng goed om te combineren. Dek af en verwarm.

3. Maak de pan schoon. Voeg de resterende 1 eetlepel olijfolie toe aan de pan en verwarm op middelhoog vuur. Voeg lamskoteletjes toe; zet het vuur laag tot medium. Kook gedurende 9 tot 11 minuten of tot de gewenste gaarheid, waarbij u de steaks af en toe met een tang omdraait.

4. Serveer de steaks met de sla en de overgebleven Chimichurri-saus.

*Opmerking: Gebruik een vijzel en stamper om de komijnzaadjes fijn te maken, of plaats de zaadjes op een snijplank en verpletter ze met een koksmes.

ANSJOVIS EN SALIE INGESMEERDE LAMSKOTELETJES MET WORTEL EN REMOULADE VAN ZOETE AARDAPPEL

VOORBEREIDING: 12 minuten afkoelen: 1 tot 2 uur grillen: 6 minuten bereiding: 4 porties

ER ZIJN DRIE SOORTEN LAMSKOTELETJES. DIKKE, VLEZIGE LENDENSTEAKS ZIEN ERUIT ALS T-BONE STEAKS. RIBSTEAKS – ZE WORDEN HIER GENOEMD – WORDEN GEMAAKT DOOR TUSSEN DE BOTTEN VAN EEN LAMSVLEES TE SNIJDEN. ZE ZIJN ERG MALS EN HEBBEN EEN AANTREKKELIJK LANG BOT AAN DE ZIJKANT. ZE WORDEN VAAK GEBAKKEN OF GEGRILD GESERVEERD. BUDGETVRIENDELIJKE SCHOUDERSTEAKS ZIJN IETS VETTER EN MALSER DAN DE ANDERE TWEE SOORTEN. ZE KUNNEN HET BESTE BRUIN WORDEN EN VERVOLGENS WORDEN GEKOOKT IN WIJN, BOUILLON EN TOMATEN, OF EEN COMBINATIE HIERVAN.

- 3 middelgrote wortels, geraspt
- 2 kleine aardappelen, julienne* gesneden of grof geraspt
- ½ kopje Paleo Mayo (zie het recept)
- 2 eetlepels verse citroen
- 2 eetlepels Dijon-mosterd (zie het recept)
- 2 eetlepels gehakte verse peterselie
- ½ theelepel zwarte peper
- 8 lamskoteletjes, ½ tot ¾ inch dik
- 2 eetlepels gehakte verse salie of 2 eetlepels gedroogde salie, gehakt
- 2 eetlepels gemalen anchopeper
- ½ theelepel knoflookpoeder

1. Om de remoulade te maken, doe je de wortels en de zoete aardappelen in een middelgrote kom. Meng Paleo Mayo,

citroensap, mosterd in Dijon-stijl, peterselie en zwarte peper in een kleine kom. Voeg wortels en zoete aardappelen toe; Bedek je Dek af en laat 1 tot 2 uur afkoelen.

2. Meng ondertussen in een kleine kom de salie, ansjovis en knoflookpoeder. Wrijf het kruidenmengsel over de lamskoteletjes.

3. Voor een houtskool- of gasgrill plaats je de lamskoteletjes direct op de grill op middelhoog vuur. Dek af en grill gedurende 6 tot 8 minuten medium-rare (145°F) of 10 tot 12 minuten (150°F), waarbij u halverwege het grillen één keer draait.

4. Serveer de lamskoteletjes met de remoulade.

*Opmerking: Gebruik een mandoline met een julienne-opzetstuk om zoete aardappelen te snijden.

LAMSKOTELETJES MET SJALOT, MUNT EN OREGANO RUB

VOORBEREIDING: 20 minuten marineren: 1 tot 24 uur braden: 40 minuten grillen: 12 minuten bereiding: 4 porties

ZOALS BIJ DE MEESTE GEMARINEERDE VLEESWAREN, HOE LANGER JE DE KRUIDENWRIJF OP DE LAMSKOTELETJES LAAT ZITTEN VOORDAT JE ZE GAAT KOKEN, HOE LEKKERDER ZE ZULLEN ZIJN. ER IS ÉÉN UITZONDERING OP DEZE REGEL EN DAT IS WANNEER JE EEN MARINADE GEBRUIKT DIE ZEER ZURE INGREDIËNTEN BEVAT, ZOALS CITROENSAP, AZIJN EN WIJN. ALS JE VLEES TE LANG IN EEN ZURE MARINADE LAAT LIGGEN, BEGINT HET AF TE BREKEN EN PAPPERIG TE WORDEN.

LAM

- 2 eetlepels fijngehakte sjalotjes
- 2 eetlepels fijngehakte verse munt
- 2 eetlepels fijngehakte verse oregano
- 5 eetlepels mediterrane kruiden (zie het recept)
- 4 eetlepels olijfolie
- 2 teentjes knoflook, fijngehakt
- 8 lamskoteletten, ongeveer 2,5 cm dik gesneden

SALADE

- ¾ pond kleine bieten, gehakt
- 1 eetlepel olijfolie
- ¼ kopje vers citroensap
- ¼ kopje olijfolie
- 1 eetlepel fijngehakte sjalotjes
- 1 eetlepel Dijon-mosterd (zie het recept)
- 6 kopjes gemengde groenten
- 4 eetlepels gehakte bieslook

1. Meng voor het lamsvlees in een kleine kom 2 eetlepels sjalotten, munt, oregano, 4 eetlepels mediterrane kruiden en 4 eetlepels olijfolie. Wrijf alle kanten van lamskoteletjes; wrijf met je vingers. Leg de steaks op een bord; dek af met plasticfolie en zet minimaal 1 uur of maximaal 24 uur in de koelkast om te marineren.

2. Verwarm voor de salade de oven voor op 200°C. Was de bieten goed; in stukjes snijden Plaats in een container van 2 liter. Besprenkel met 1 eetlepel olijfolie. Bedek het bord met folie. Ongeveer 40 minuten of tot de bieten gaar zijn. Volledig afkoelen. (Bieten kunnen 2 dagen van tevoren worden geroosterd.)

3. Combineer citroensap, ¼ kopje olijfolie, 1 eetlepel sjalotten, mosterd in Dijon-stijl en de resterende eetlepel mediterrane kruiden in een schroefdop. Dek af en schud goed. Combineer bieten en groenten in een slakom; gooi er wat augurken in.

4. Bij een houtskool- of gasgrill plaats je de steaks direct op de ingevette grill op middelhoog vuur. Dek af en gril naar wens, draai halverwege het braden een keer om. Wacht 12 tot 14 minuten voor zeldzaam (145°F) of 15 tot 17 minuten (160°F).

5. Leg voor het serveren op elk van de 4 borden 2 lamskoteletjes en een stukje salade. Bestrooi met bieslook. Geef de resterende vinaigrette door.

TUINLAMSBURGERS MET COULIS VAN RODE PEPER

VOORBEREIDING: 20 minuten staan: 15 minuten grillen: 27 minuten maken: 4 porties

EEN COULIS IS NIETS MEER DAN EEN SIMPELE, ROMIGE SAUS GEMAAKT MET FRUIT- OF GROENTEPUREE. DE HELDERE, MOOIE RODE PEPERSAUS VOOR DEZE LAMSBURGERS KRIJGT EEN DUBBELE DOSIS ROOK: VAN DE GRILL EN EEN SHOT GEROOKTE PAPRIKA.

COULIS VAN RODE PEPER
- 1 grote rode paprika
- 1 eetlepel droge witte wijn of witte wijnazijn
- 1 theelepel olijfolie
- ½ theelepel gerookte paprikapoeder

HAMBURGERS
- ¼ kopje gehakte zongedroogde tomaten
- ¼ kopje geraspte courgette
- 1 eetlepel gehakte verse basilicum
- 2 eetlepels olijfolie
- ½ theelepel zwarte peper
- 1 ½ pond gemalen lamsvlees
- 1 eiwit, lichtgeklopt
- 1 eetlepel mediterrane kruiden (zie het recept)

1. Plaats voor de rode paprikacoulis de rode paprika direct op de grill op middelhoog vuur. Dek af en gril gedurende 15 tot 20 minuten, of tot hij verkoold en zeer zacht is. Draai de paprika elke 5 minuten om elke kant te wrijven. Haal de paprika van de grill en plaats hem onmiddellijk in een papieren zak of bakpapier, zodat de paprika volledig is

omsloten. Laat het 15 minuten staan of tot het koel genoeg is om te hanteren. Verwijder voorzichtig de schil met een scherp mes en gooi deze weg. Snij de paprika in de lengte doormidden en verwijder de steeltjes, zaden en vliezen. Meng de geroosterde paprika, wijn, olijfolie en gerookte paprika in een keukenmachine. Dek af en verwerk of mix tot een gladde massa.

2. Doe ondertussen voor de vulling de zongedroogde tomaten in een kleine kom en bedek ze met kokend water. Laat gedurende 5 minuten staan; leegmaken Droog de tomaten en geraspte courgette met keukenpapier. Meng in een kleine kom tomaten, courgette, basilicum, olijfolie en ¼ theelepel zwarte peper; laten liggen

3. Combineer lamsgehakt, eiwit, resterende ¼ theelepel zwarte peper en mediterrane kruiden in een grote kom; Goed mengen. Verdeel het vleesmengsel in acht gelijke porties en vorm elk tot een dikte van ¼ inch. Schep de vulling in vier pasteitjes; leg de rest van de pasteitjes erop en knijp de randen samen om de vulling af te dichten.

4. Plaats de pasteitjes direct op de grill op middelhoog vuur. Dek af en grill gedurende 12 tot 14 minuten of tot ze gaar zijn (160 ° F), waarbij u halverwege het koken één keer draait.

5. Bestrijk de burgers met rode pepercoulis.

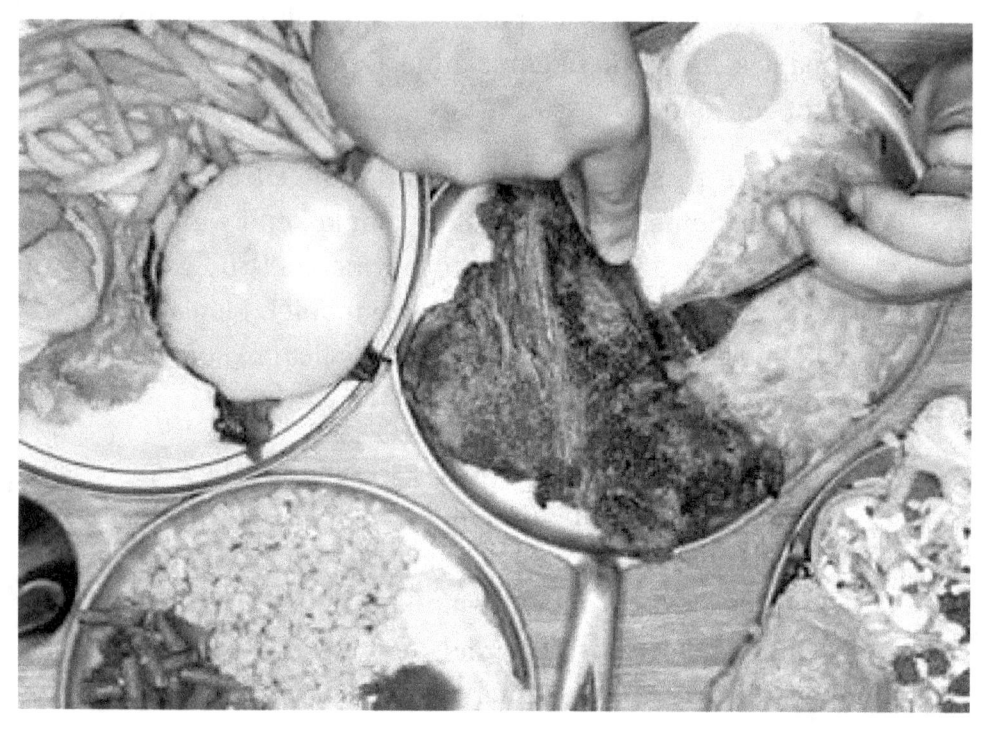

LAMSKOTELETJES MET DUBBELE OREGANO EN TZATZIKISAUS

VERZACHTEN:30 minuten voorbereiding: 20 minuten afkoelen: 30 minuten braden: 8 minuten voorbereiding: 4 porties

DEZE LAMSKOTELETTEN ZIJN EIGENLIJKBEKEND IN HET MIDDELLANDSE ZEEGEBIED EN HET MIDDEN-OOSTEN ALS KOFTA - GEZOUTEN VLEES (MEESTAL LAMS- OF RUNDVLEES) WORDT TOT BALLETJES OF SPIESJES GEVORMD EN VERVOLGENS GEGRILD. VERSE EN GEDROOGDE OREGANO GEEFT ZE EEN GEWELDIGE GRIEKSE SMAAK.

8 houten spiesjes van 10 inch

LAMSKEBABS

1 ½ kilo lamsgehakt

1 kleine ui, gehakt en drooggeperst

1 eetlepel gehakte verse oregano

2 eetlepels gedroogde oregano, geplet

1 theelepel zwarte peper

TZATZIKI-SAUS

1 kopje Paleo Mayo (zie het recept)

Een halve grote komkommer, ontpit, geraspt en drooggeperst

2 eetlepels verse citroen

1 teentje knoflook, fijngehakt

1. Week de spiesjes in voldoende water om ze 30 minuten te laten weken.

2. Meng voor de lamskoteletjes in een grote kom het lamsgehakt, de ui, verse en gedroogde oregano en peper; Goed mengen. Verdeel het lamsmengsel in acht gelijke porties. Wikkel elk stuk rond het midden van een spies,

waardoor een blok van 5 x 1 inch ontstaat. Dek af en laat minimaal 30 minuten afkoelen.

3. Meng ondertussen voor de Tzatziki-saus de Paleo Mayo, komkommer, citroensap en knoflook in een kleine kom. Dek af en zet in de koelkast tot klaar om te serveren.

4. Voor een houtskool- of gasgrill plaats je de lamskoteletjes direct op de grill op middelhoog vuur. Dek af en gril ongeveer 8 minuten op medium (160°F), waarbij u halverwege het grillen één keer draait.

5. Serveer de lamskoteletten met de Tzatziki-saus.

GEBRADEN KIP MET SAFFRAAN EN CITROEN

VOORBEREIDING: 15 minuten afkoelen: 8 uur braden: 1 uur staan 15 minuten: 10 minuten maken: 4 porties

SAFFRAAN ZIJN DROGE MEELDRADEN VAN EEN SOORT KROKUSBLOEM. HET IS DUUR, MAAR MET EEN BEETJE KOM JE AL EEN HEEL EIND. HET VOEGT ZIJN KENMERKENDE AARDSE SMAAK EN PRACHTIGE GELE TINT TOE AAN DEZE KNAPPERIGE GEBRADEN KIP.

- Een hele kip van 4 tot 5 pond
- 3 eetlepels olijfolie
- 6 teentjes knoflook, fijngehakt en gepeld
- 1 en een halve theelepel fijn geraspte citroenschil
- 1 eetlepel verse tijm
- 1 ½ theelepel gemalen zwarte peper
- ½ theelepel saffraan
- 2 laurierblaadjes
- 1 citroen, in vieren

1. Verwijder de nek en het ingewanden van de kip; weggooien of bewaren voor ander gebruik. Maak de lichaamsholte van de kip schoon; dep droog met keukenpapier. Verwijder overtollig vel en vet van de kip.

2. Meng de olijfolie, knoflook, citroenschil, tijm, peper en saffraan in een keukenmachine. Het proces van het vormen van een zachte pasta.

3. Wrijf de pasta met je vingers rond de buitenkant van de kip en in de holte. Doe de kip in een grote kom; dek af en zet minimaal 8 uur of een nacht in de koelkast.

4. Verwarm de oven voor op 425 ° F. Plaats de citroenkwarten en de laurierblaadjes in de holte van de kip. Bind de benen samen met keukentouw van 100% katoen. Leg de vleugels onder de kip. Steek een vleesthermometer in de oven in de dijspier zonder het bot aan te raken. Leg de kip op een rooster in een grote braadpan.

5. Rooster gedurende 15 minuten. Verlaag de oventemperatuur tot 375 ° F. Kook nog ongeveer een uur of tot de sappen helder zijn en een thermometer 175 ° F registreert. Karperkip met folie. Laat het 10 minuten staan voordat u het aansnijdt.

SPATCHCOCKCOCK-KIP MET JICAMA-SLAW

VOORBEREIDING:40 minuten op de grill: 1 uur en 5 minuten bereiding: 10 minuten bereiding: 4 porties

"SPATCHCOCK" IS EEN OUDE CULINAIRE TERMMEER RECENTELIJK WORDT HET GEBRUIKT OM HET PROCES TE BESCHRIJVEN WAARBIJ EEN KLEINE VOGEL - ZOALS EEN KIP OF CORNISH-KIP - OP DE RUG WORDT GESPLETEN EN VERVOLGENS WORDT GEOPEND EN PLATGEDRUKT ALS EEN BOEK, ZODAT HIJ SNELLER EN GELIJKMATIGER KAN KOKEN. HET LIJKT OP VLINDERS, MAAR VERWIJST ALLEEN NAAR VOGELS.

KIP

- 1 poblano chili
- 1 eetlepel fijngehakte sjalotjes
- 3 teentjes knoflook, fijngehakt
- 1 theelepel fijn geraspte citroenschil
- 1 theelepel fijn geraspte citroenschil
- 1 theelepel gerookte kruiden (zie het recept)
- ½ theelepel gedroogde oregano, geraspt
- ½ theelepel gemalen komijn
- 1 eetlepel olijfolie
- Een hele kip van 3 tot 3½ pond

SALADE

- ½ middelgrote jicama, geschild en in juliennereepjes gesneden (ongeveer 3 kopjes)
- ½ kopje in dunne plakjes gesneden (4)
- 1 Granny Smith-appel, geschild, klokhuis verwijderd en in julienne gesneden
- ⅓ kopje gehakte verse koriander
- 3 eetlepels vers sinaasappelsap
- 3 eetlepels olijfolie

1 eetlepel citroenkruidkruiden (zie het recept)

1. Om een houtskoolgrill te maken, plaatst u middelgrote kolen aan één kant van de grill. Plaats een lekbak onder de lege kant van de grill. Plaats de poblano op de grill, direct boven middelgrote kolen. Dek af en gril gedurende 15 minuten of tot de poblano aan alle kanten verkoold is, af en toe draaiend. Wikkel onmiddellijk in poblanopapier; laat 10 minuten staan. Open het papier en snijd de poblano in de lengte doormidden; verwijder de stengels en zaden (zie tip). Trek met een scherp mes voorzichtig de schil eraf en gooi deze weg. Snijd de poblano fijn. (Voor gasgrill: verwarm de grill voor; zet het vuur laag. Pas aan voor indirect koken. Grill zoals hierboven op de brander).

2. Om de rubs te maken, combineer de poblano, sjalotjes, knoflook, limoenschil, citroenschil, gerookte paprika, oregano en komijn in een kleine kom. Roer de olie erdoor; meng goed tot een pasta.

3. Om de kip te bedruipen, verwijdert u de nek en de ingewanden van de kip (bewaar deze voor ander gebruik). Leg de kipfilet op een snijplank. Gebruik een keukenschaar om één kant van de ruggengraat in de lengte door te knippen, te beginnen bij het nekuiteinde. Herhaal de lengtesnede aan de andere kant van de wervelkolom. Verwijder de ruggengraat en gooi deze weg. Zet de gans aan. Druk tussen de borsten om het borstbeen los te maken, zodat de kip plat ligt.

4. Begin bij de nek aan één kant van de borst en schuif uw vingers tussen de huid en het vlees, waarbij u de huid losmaakt terwijl u omhoog langs de dij werkt. Maak de

huid rond de dij los. Herhaal aan de andere kant. Wrijf de rub met je vingers over het vlees onder het vel van de kip.

5. Leg de kip met de borst naar beneden op de grill boven de lekbak. Gewicht met twee stenen verpakt in folie of een grote gietijzeren koekenpan. Dek af en gril gedurende 30 minuten. Draai de kip met de botkant naar beneden op de grill en verzwaar hem opnieuw met stenen of een pan. Grill, afgedekt, nog 30 minuten of tot de kip niet meer roze is (175 ° F in de dijspier). Haal de kip van de grill; laat 10 minuten staan. (Voor een gasgrill plaatst u de kip op de grill, weg van de hitte. Grill zoals hierboven).

6. Meng ondertussen de jicama, lente-ui, appel en koriander in een grote kom om de slaw te maken. Meng in een kleine kom het sinaasappelsap, de olie en de citroenschil. Giet het jicama-mengsel erover en schep om. Serveer de kip met de sla.

GEBRADEN KIP MET WODKA, WORTEL EN TOMATENSAUS

VOORBEREIDING: 15 minuten koken: 15 minuten braden: 30 minuten maken: 4 porties

WODKA KAN VAN VERSCHILLENDE INGREDIËNTEN WORDEN GEMAAKTEEN VERSCHEIDENHEID AAN VOEDINGSMIDDELEN, WAARONDER AARDAPPELEN, MAÏS, ROGGE, TARWE EN GERST - ZELFS DRUIVEN. HOEWEL ER NIET VEEL WODKA IN DEZE SAUS ZIT ALS JE HEM IN VIER PORTIES VERDEELT, KUN JE OP ZOEK GAAN NAAR WODKA GEMAAKT MET AARDAPPELEN OF DRUIVEN OM ER EEN PALEOVULLING VAN TE MAKEN.

- 3 eetlepels olijfolie
- 4 kippenachterpoten met been of stukken kip zonder vel
- 1 blik van 28 ounce ongezouten pruimtomaatjes, uitgelekt
- ½ kopje fijngehakte ui
- ½ kopje fijngehakte wortelen
- 3 teentjes knoflook, fijngehakt
- 1 eetlepel mediterrane kruiden (zie het recept)
- ⅛ theelepel cayennepeper
- 1 takje verse rozemarijn
- 2 eetlepels wodka
- 1 eetlepel verse basilicum (optioneel)

1. Verwarm de oven voor op 375 ° F. Verhit 2 eetlepels olie in een grote koekenpan op middelhoog vuur. Voeg de kip toe; kook ongeveer 12 minuten of tot ze bruin en gelijkmatig bruin zijn. Plaats de pan in de voorverwarmde oven. Rooster, onafgedekt, gedurende 20 minuten.

2. Gebruik ondertussen voor de saus een keukenschaar om de tomaten in stukjes te snijden. Verhit de resterende 1

eetlepel olie in een middelgrote pan op middelhoog vuur. Voeg ui, wortel en knoflook toe; kook 3 minuten of tot ze gaar zijn, onder regelmatig roeren. Roer de gesneden tomaten, mediterrane kruiden, paprika en takjes rozemarijn erdoor. Breng op middelhoog vuur aan de kook; verminder hitte Kook, onafgedekt, gedurende 10 minuten, af en toe roerend. Roer de wodka erdoor; kook nog 1 minuut; verwijder het takje rozemarijn en gooi het weg.

3. Doe de saus in de pan op de kip. Zet de pan terug in de oven. Rooster, afgedekt, ongeveer 10 minuten langer of tot de kip zacht is en niet meer roze (175 ° F). Bestrooi eventueel met basilicum.

POULET ROTI EN RUTABAGA FRITES

VOORBEREIDING: Bak gedurende 40 minuten: Voor 40 minuten: 4 porties

KROKANT GEBAKKEN KOOLRAAP IS HEERLIJK GESERVEERD MET GEROOSTERDE KIP EN BIJBEHOREND KOOKVOCHT, MAAR ZIJN OOK HEERLIJK OM OP ZICHZELF TE MAKEN EN GESERVEERD MET PALEOKETCHUP (ZIE HET RECEPT) OF OP BELGISCHE WIJZE GESERVEERD MET PALEO AÏOLI (KNOFLOOKMAYONAISE, ZIE HET RECEPT).

6 eetlepels olijfolie

1 eetlepel mediterrane kruiden (zie het recept)

4 kippendijen met bot en vel (totaal 1 ¼ kilo)

4 kippendijen, met vel (één kilo totaal)

1 glas droge witte wijn

1 kopje kippenbottenbouillon (zie het recept) of kippenbouillon zonder zout

1 kleine ui, in vieren gesneden

Olijfolie

1½ tot 2 kilo koolraap

2 eetlepels gehakte verse bieslook

Zwarte peper

1. Verwarm de oven voor op 400 ° F. Meng in een kleine kom 1 eetlepel olijfolie en mediterrane kruiden; wrijf de stukken kip. Verhit 2 eetlepels olie in een grote pan. Voeg de stukken kip toe, met het vlees naar beneden. Kook, onafgedekt, ongeveer 5 minuten of tot ze bruin zijn. Haal de pan van het vuur. Draai de stukken kip om, met de bruine kant naar boven. Voeg de wijn, kippenbottenbouillon en ui toe.

2. Plaats de pan in het middelste rek van de oven. Bak, onafgedekt, gedurende 10 minuten.

3. Bestrijk ondertussen, om de frietjes te maken, een grote bakplaat met olijfolie; laten liggen Schil de raap. Snijd de rutabagas met een scherp mes in plakjes van een halve centimeter. Snijd de plakjes in reepjes van een halve centimeter lang. Meng de koolraapreepjes in een grote kom met de resterende 3 eetlepels olie. Verdeel koolraapstroken in een enkele laag op de voorbereide bakplaat; plaats in de oven op het bovenste rek. Bak gedurende 15 minuten; draai de aardappelen om. Bak de kip nog eens 10 minuten of tot hij niet meer roze is (175°F). Haal de kip uit de oven. Kook de chips gedurende 5 tot 10 minuten of tot ze bruin en zacht zijn.

4. Haal de kip en ui uit de pan en bewaar de sappen. Dek de kip en de ui af om ze warm te houden. Breng de sappen aan de kook op middelhoog vuur; verminder hitte Kook, onafgedekt, nog 5 minuten of tot de sappen iets zijn ingekookt.

5. Meng voor het serveren de gebakken aardappelen met de bieslook en breng op smaak met peper. Serveer de kip met jus en friet.

TRIPLE MUSHROOM COQ AU VIN MET BIESLOOKPUREE EN KOOLRAAP

VOORBEREIDING:Koken 15 minuten: 1 uur en 15 minuten Dranken: 4 tot 6 porties

ALS ER AARDE IN DE KOM ZITNA HET WEKEN VAN DE GEDROOGDE PADDENSTOELEN - EN DAT ZAL JE WAARSCHIJNLIJK OOK DOEN - ZEEF JE DE VLOEISTOF DOOR EEN DUBBELE KAASDOEK IN EEN FIJNMAZIGE ZEEF.

- 1 ounce gedroogde paddenstoelen of morieljes
- 1 kopje kokend water
- 2 tot 2 ½ pond kippendijen en drumsticks, met vel erop
- Zwarte peper
- 2 eetlepels olijfolie
- 2 middelgrote preien, in de lengte doormidden gesneden, gewassen en in dunne plakjes gesneden
- 2 portobello-champignons, in plakjes gesneden
- 8 ons verse oesterzwammen, gesteeld en in plakjes of plakjes gesneden
- ¼ kopje ongezouten tomatenpuree
- 1 eetlepel gedroogde marjolein, geraspt
- ½ theelepel gedroogde tijm, geplet
- ½ kopje droge rode wijn
- 6 kopjes kippenbottenbouillon (zie het recept) of kippenbouillon zonder zout
- 2 laurierblaadjes
- 2 tot 2 ½ pond rutabagas, geschild en gehakt
- 2 eetlepels gehakte verse bieslook
- ½ theelepel zwarte peper
- gehakte verse tijm (optioneel)

1. Combineer champignons en kokend water in een kleine kom; laat 15 minuten staan. Verwijder de champignons en bewaar het weekvocht. Snijd de champignons fijn. Zet de champignons en het weekvocht opzij.

2. Bestrooi de kip met peper. Verhit 1 eetlepel olijfolie in een grote koekenpan met een goed sluitend deksel op middelhoog vuur. Bak de stukken kip, in twee porties, in hete olie gedurende ongeveer 15 minuten tot ze lichtbruin zijn en keer ze één keer. Haal de kip uit de pan. Roer de prei, portobello-champignons en champignons erdoor. Kook gedurende 4 tot 5 minuten of tot de champignons bruin beginnen te worden, af en toe roeren. Meng de tomatenpuree, marjolein en tijm; kook en roer gedurende 1 minuut. Roer de wijn erdoor; kook en roer gedurende 1 minuut. Roer 3 kopjes kippenbottenbouillon, laurierblaadjes, ½ kopje gereserveerde paddenstoelenweekvloeistof en gerehydrateerde gehakte champignons erdoor. Doe de kip terug in de pan. Aan de kook brengen; verminder hitte Kook, afgedekt, ongeveer 45 minuten of tot de kip gaar is.

3. Meng ondertussen in een grote pan de rutabagas en de resterende 3 kopjes bouillon. Voeg indien nodig water toe om de koolraap te bedekken. Aan de kook brengen; verminder hitte Kook, onafgedekt, gedurende 25 tot 30 minuten of tot de rutabagas zacht zijn, af en toe roerend. Giet de koolraap af en bewaar het vocht. Doe de rutabagas terug in de pan. Voeg de resterende 1 eetlepel olijfolie, bieslook en ½ theelepel peper toe. Pureer het koolraapmengsel met een aardappelstamper en voeg indien nodig het kookvocht toe om de gewenste consistentie te bereiken.

4. Verwijder de laurierblaadjes uit het kippenmengsel; weggooien Serveer de kip en de saus over de koolraappuree. Bestrooi eventueel met verse tijm.

PERZIKBRANDEWIJN GEGLAZUURDE DRUMSTOKKEN

VOORBEREIDING:30 minuten op de grill: 40 minuten bereiding: 4 porties

KIPPENPOTEN ZIJN PERFECTMET KNAPPERIGE SLA EN GEBAKKEN ZOETE AARDAPPELEN UIT HET TUNESISCH GEKRUIDE VARKENSSCHOUDERRECEPT (ZIEHET RECEPT). HIER ZIET U KNAPPERIGE KOOLSLA MET RADIJS, MANGO EN MUNT (ZIEHET RECEPT).

PERZIKBRANDEWIJNGLAZUUR

- 1 eetlepel olijfolie
- ½ kopje gehakte ui
- 2 verse middelgrote perziken, gehalveerd, ontpit en fijngehakt
- 2 eetlepels cognac
- 1 kopje barbecuesaus (ziehet recept)
- 8 kippendijen (in totaal 2 tot 2 ½ pond), indien gewenst met vel

1. Om het glazuur te maken, verwarm de olijfolie in een middelgrote pan op middelhoog vuur. Voeg de ui toe; kook ongeveer 5 minuten of tot ze gaar zijn, af en toe roeren. Voeg de perziken toe. Dek af en kook gedurende 4 tot 6 minuten of tot de perziken zacht zijn, af en toe roeren. Voeg cognac toe; kook, onbedekt, 2 minuten, af en toe roerend. Even afkoelen. Breng het perzikmengsel over naar een blender of keukenmachine. Dek af en meng of verwerk tot een gladde massa. Voeg barbecuesaus toe. Dek af en meng of verwerk tot een gladde massa. Doe de saus terug in de pan. Kook op middelhoog vuur tot het gaar is. Doe ¾ kopje saus in een kleine kom om de kip te

bedekken. Houd de resterende saus warm om op de gegrilde kip te serveren.

2. Houtskoolbarbecue: plaats middelmatig hete kolen rond een lekbak. Test op middelhoog vuur boven de lekbak. Plaats de kippenpoten op de lekbak op de grill. Dek af en gril gedurende 40 tot 50 minuten of tot de kip niet meer roze is (70°C), draai halverwege het grillen en bedruip met ¾ kopje Peach-Brandy Glaze tijdens de laatste 5 tot 10 minuten grillen. (Voor een gasgrill: verwarm de grill voor. Zet het vuur middelhoog. Pas de hitte aan voor indirect koken. Voeg de kipdrumsticks toe aan de grill die niet oververhit is. Dek af en gril zoals aangegeven.)

GEMARINEERDE CHILI KIP MET MANGO MELOEN SALADE

VOORBEREIDING: 40 minuten Chillen/marineren: 2 tot 4 uur Grill: 50 minuten Voor: 6 tot 8 porties.

EEN ANCHO CHILI IS EEN GEDROOGDE POBLANO- EEN HELDERGROENE PAPRIKA MET EEN INTENSE SMAAK. ANCHO CHILIPEPERS HEBBEN EEN LICHT FRUITIGE SMAAK MET EEN VLEUGJE PRUIM OF ROZIJN EN EEN VLEUGJE BITTERHEID. CHILIPEPERS UIT NEW MEXICO KUNNEN BEHOORLIJK HEET ZIJN. HET ZIJN DE DIEPRODE PAPRIKA'S DIE JE IN TROSSEN RISTRAS ZIET HANGEN – DE KLEURRIJKE DROGENDE CHILIPEPERS – IN DELEN VAN HET ZUIDWESTEN.

KIP

- 2 gedroogde New Mexico-chilipepers
- 2 gedroogde anchopepers
- 1 kopje kokend water
- 3 eetlepels olijfolie
- 1 grote zoete ui, geschild en in dikke plakjes gesneden
- 4 romatomaten, ontpit
- 1 eetlepel gehakte knoflook (6 teentjes)
- 2 eetlepels gemalen komijn
- 1 theelepel gedroogde oregano, geraspt
- 16 kippendrumsticks

SALADE

- 2 kopjes in blokjes gesneden meloen
- 2 kopjes gehakte honing
- 2 kopjes in blokjes gesneden mango
- ¼ kopje vers citroensap
- 1 theelepel chilipoeder

½ theelepel gemalen komijn

¼ kopje gehakte verse koriander

1. Verwijder van de kip de stengels en zaden van de gedroogde New Mexico en ancho chilipepers. Verhit een grote koekenpan op middelhoog vuur. Rooster de toast in een pan gedurende 1 tot 2 minuten of tot hij geurig en licht geroosterd is. Doe de geroosterde paprika's in een kleine kom; voeg het kokende water toe aan de pot. Laat minimaal 10 minuten staan of tot klaar voor gebruik.

2. Verwarm de grill voor. Bekleed een bakplaat met papier; strijk 1 eetlepel olijfolie op papier. Doe de plakjes ui en tomaat in de pan. Kook ongeveer 10 cm van het vuur gedurende 6 tot 8 minuten of tot ze zacht en bruisend zijn. Giet de pepers af en bewaar het water.

3. Om de marinade te maken, combineer de chilipeper, ui, tomaat, knoflook, komijn en oregano in een blender of keukenmachine. Dek af en meng of verwerk tot een gladde massa, voeg indien nodig water toe om te pureren en de gewenste consistentie te bereiken.

4. Doe de kip in een grote hersluitbare plastic zak in een ondiepe schaal. Giet de marinade over de kip in de zak en draai de zak om zodat deze gelijkmatig bedekt is. Laat het 2 tot 4 uur in de koelkast marineren, waarbij u de zak af en toe omdraait.

5. Meng voor de salade in een grote kom de meloen, honing, mango, limoensap, de resterende 2 eetlepels olijfolie, chilipoeder, komijn en koriander. Gooi om te dekken. Dek af en laat 1 tot 4 uur afkoelen.

6. Houtskoolbarbecue: plaats middelmatig hete kolen rond een lekbak. Probeer het op middelhoog vuur in de pan. Giet de kip af en bewaar de marinade. Leg de kip op de grill boven de lekbak. Bestrijk de kip royaal met een deel van de achtergehouden marinade (gooi eventuele extra marinade weg). Dek af en gril gedurende 50 minuten of tot de kip niet meer roze is (70°C). Halverwege het koken één keer keren. (Voor een gasgrill: verwarm de grill voor. Zet het vuur middelhoog. Pas aan voor indirect koken. Ga te werk zoals aangegeven en plaats de kip op de uitgeschakelde brander.) Serveer kippendrumsticks met salade.

TANDOORI-STIJL KIPPENPOTEN MET KOMKOMMERRAITA

VOORBEREIDING: Marineren 20 minuten: 2 tot 24 uur Gebraden: 25 minuten Drankjes: 4 porties

RAITA WORDT GEMAAKT MET CASHEWNOTENROOM, CITROENSAP, MUNT, KORIANDER EN KOMKOMMER. HET BIEDT EEN VERKOELEND CONTRAPUNT VOOR DE HETE EN PITTIGE KIP.

KIP

- 1 ui, in dunne plakjes gesneden
- 1 stuk verse gember van 5 cm, geschild en in vieren gesneden
- 4 teentjes knoflook
- 3 eetlepels olijfolie
- 2 eetlepels verse citroen
- 1 eetlepel gemalen komijn
- 1 eetlepel gemalen kurkuma
- ½ theelepel gemalen peper
- ½ theelepel gemalen kaneel
- ½ theelepel zwarte peper
- ¼ theelepel cayennepeper
- 8 kipdrumsticks

KOMKOMMER RAITA

- 1 kopje cashewroom (zie het recept)
- 1 eetlepel verse citroen
- 1 eetlepel gehakte verse munt
- 1 eetlepel gehakte verse koriander
- ½ theelepel gemalen komijn
- ⅛ theelepel zwarte peper
- 1 middelgrote komkommer, geschild, zonder zaadjes en in blokjes gesneden (1 kopje)

Schijfjes citroen

1. Combineer ui, gember, knoflook, olijfolie, citroensap, komijn, kurkuma, peper, kaneel, zwarte peper en cayennepeper in een blender of keukenmachine. Dek af en meng of verwerk tot een gladde massa.

2. Prik vier of vijf keer in elke drumstick met de punt van een mes. Doe de drumsticks in een grote hersluitbare plastic zak in een grote container. Voeg het uienmengsel toe; draai de jas om. Laat het 2 tot 24 uur in de koelkast marineren, waarbij u de zak af en toe omdraait.

3. Verwarm de kippen voor. Haal de kip uit de marinade. Veeg overtollige marinade van de drumsticks met keukenpapier. Leg de drumsticks op een onverwarmde pan of bakplaat bekleed met folie. Rooster gedurende 15 minuten op 15 tot 20 centimeter afstand van de warmtebron. Flip-drums; braad ongeveer 10 minuten of tot de kip niet meer roze is (175 ° F).

4. Meng voor de raita de cashewroom, citroensap, munt, koriander, komijn en zwarte peper in een middelgrote kom. Roer langzaam de komkommer erdoor.

5. Serveer de kip met raita en partjes citroen.

KIPCURRY MET WORTELGROENTEN, ASPERGES EN GROENE APPEL MET MUNTSAUS

VOORBEREIDING: 30 minuten koken: 35 minuten staan: 5 minuten maken: 4 porties

- 2 eetlepels geraffineerde kokosolie of olijfolie
- 2 pond kipfilets met botten, indien gewenst met vel
- 1 kopje gehakte ui
- 2 eetlepels geraspte verse gember
- 2 eetlepels gehakte knoflook
- 2 eetlepels ongezouten kerriepoeder
- 2 eetlepels gehakte en gezaaide jalapeños (zie tip)
- 4 kopjes kippenbottenbouillon (zie het recept) of kippenbouillon zonder zout
- 2 middelgrote zoete aardappelen (ongeveer 1 kilo), geschild en in stukjes gesneden
- 2 middelgrote rapen (ongeveer 6 ons), geschild en gehakt
- 1 kopje tomaat, zonder zaadjes en in plakjes gesneden
- 8 ons asperges, bijgesneden en in stukjes van 1 inch gesneden
- 1 blikje natuurlijke kokosmelk van 13,5 ounce (zoals Nature's Way)
- ½ kopje gehakte verse koriander
- Appelmuntrelish (zie het recept, onderstaand)
- Vijl wiggen

1. Verhit de olie in een Nederlandse oven van 6 liter op middelhoog vuur. Bak de kip in porties in hete olie, gelijkmatig bruin, ongeveer 10 minuten. Leg de kip op een bord; laten liggen

2. Zet het vuur middelmatig. Voeg de ui, gember, knoflook, kerriepoeder en jalapeño toe aan de pot. Kook en roer gedurende 5 minuten of tot de ui zacht wordt. Roer de kippenbottenbouillon, zoete aardappelen, rapen en tomaat erdoor. Doe de stukken kip terug in de pan en zorg ervoor dat je de kip in zoveel mogelijk vloeistof

onderdompelt. Zet het vuur middelhoog. Dek af en kook gedurende 30 minuten of tot de kip niet meer roze is en de groenten gaar zijn. Roer de asperges, kokosmelk en koriander erdoor. Haal van het vuur. Laat gedurende 5 minuten staan. Snijd indien nodig de kip van de botten om deze gelijkmatig over de borden te verdelen. Serveer met appel-muntrelish en partjes citroen.

Appel-Mint Relish: Maal in een keukenmachine ½ kopje ongezoete kokosnootvlokken tot een poeder. Voeg 1 kopje verse korianderblaadjes toe en stoom; 1 kopje verse muntblaadjes; 1 Granny Smith-appel, zonder klokhuis en gehakt; 2 eetlepels fijngehakte jalapeñopeper (zie_tip_); en 1 eetlepel vers citroensap. Pulseer tot het fijngehakt is.

KIP PAILLARD-SALADE MET GEGRILDE FRAMBOZEN, RODE BIET EN GEROOSTERDE AMANDELEN

VOORBEREIDING: 30 minuten braden: 45 minuten marineren: 15 minuten braden: 8 minuten bereiden: 4 porties

½ kopje hele amandelen

1 en een halve eetlepel olijfolie

1 middelgrote biet

1 middelgrote gouden biet

2 kippenborsthelften zonder botten en zonder vel van 6 tot 8 ounce

2 kopjes verse of bevroren frambozen, ontdooid

3 eetlepels witte of rode wijnazijn

2 eetlepels gehakte verse dragon

1 eetlepel fijngehakte sjalotjes

1 eetlepel Dijn-mosterd (zie het recept)

¼ kopje olijfolie

Zwarte peper

8 kopjes lentemixsla

1. Verwarm voor de amandelen de oven voor op 200°C. Verdeel de amandelen over een kleine bakplaat en besprenkel met een halve theelepel olijfolie. Bak ongeveer 5 minuten of tot het geurig en goudbruin is. Laat afkoelen. (Amandelen kunnen 2 dagen van tevoren worden geroosterd en in een luchtdichte verpakking worden bewaard).

2. Leg voor de bieten elke biet op een klein stukje folie en meng met een halve theelepel olijfolie. Wikkel de folie om de bieten en leg ze op een bakplaat of in een ovenschaal. Rooster de bieten in een oven van 200°C gedurende 40 tot 50 minuten, of tot ze gaar zijn als je er met een mes in

prikt. Haal het uit de oven en laat het staan tot het voldoende koel is om te hanteren. Verwijder de huid met een mes. Snijd de rode biet in stukjes en zet apart. (Vermijd het mengen van de bieten, zodat de rode bieten de gouden bieten niet kleuren. De bieten kunnen maximaal 1 dag van tevoren worden geroosterd en gekoeld. Breng ze op kamertemperatuur voordat ze worden geserveerd.)

3. Snijd voor de kip elke kipfilet horizontaal doormidden. Leg elk stuk kip tussen twee stukken plasticfolie. Gebruik een vleeshamer en sla zachtjes tot een dikte van ¾ inch. Leg de kip op een ondiepe schaal en zet opzij.

4. Pureer voor de vinaigrette in een grote kom ¾ kopje frambozen lichtjes met een blender (bewaar de rest van de frambozen voor de salade). Voeg de azijn, dragon, sjalotten en Dijon-mosterd toe; roer om te mengen. Voeg ¼ kopje olijfolie toe in een dunne stroom en klop om goed te mengen. Giet ½ kopje vinaigrette over de kip; draai de kip om (bewaar de resterende vinaigrettes voor de salade). Marineer de kip bij kamertemperatuur gedurende 15 minuten. Haal de kip uit de marinade en bestrooi met peper; gooi de resterende marinade in de schaal weg.

5. Voor een houtskool- of gasgrill plaats je de kip direct op een grill op middelhoog vuur. Dek af en gril gedurende 8 tot 10 minuten of tot de kip niet meer roze is. Draai halverwege het grillen om. (De kip kan ook op de grill in de keuken worden bereid).

6. Combineer de sla, de bieten en de resterende 1¼ kopje frambozen in een grote kom. Giet de gereserveerde

vinaigrette over de salade; voorzichtig gooien om te bedekken. Verdeel de salade over vier serveerschalen; daarnaast een stukje gegrilde kipfilet. Hak de geroosterde amandelen fijn en meng ze heel. Serveer onmiddellijk.

MET BROCCOLI RABE GEVULDE KIPFILETS MET VERSE TOMATENSAUS EN CAESARSALADE

VOORBEREIDING: 40 minuten koken: 25 minuten maken: 6 porties

3 eetlepels olijfolie

2 eetlepels gehakte knoflook

¼ theelepel rode peper

1 pond broccoli raab, bijgesneden en gehakt

½ kopje zwavelvrije gouden rozijnen

½ kopje water

4 kippenborsthelften zonder vel en zonder been van 5 tot 6 ounce

1 kopje gehakte ui

3 kopjes gehakte tomaten

¼ kopje verse basilicum

2 eetlepels rode wijnazijn

3 eetlepels vers citroensap

2 eetlepels Paleo Mayo (zie het recept)

2 eetlepels Dijon-mosterd (zie het recept)

1 theelepel gehakte knoflook

½ theelepel zwarte peper

¼ kopje olijfolie

10 kopjes geraspte Romeinse sla

1. Verhit 1 eetlepel olijfolie in een grote koekenpan op middelhoog vuur. Voeg knoflook en gemalen rode peper toe; kook en roer gedurende 30 seconden of tot het geurig is. Voeg de gehakte broccoli, rozijnen en ½ kopje water toe. Dek af en kook ongeveer 8 minuten, of tot de broccoli verwelkt en zacht is. Verwijder het deksel van de pan; laat het overtollige water verdampen. Laat het opzij.

2. Om rollades te maken, snijdt u de kipfilet in de lengte doormidden; plaats elk stuk tussen de twee stukken plastic. Gebruik de platte kant van een vleeshamer en dun de kip uit tot ongeveer 2,5 cm dik. Plaats voor elke rollade ongeveer ¼ kopje broccoli-raabmengsel op een van de korte uiteinden; verzamel en vouw de zijkanten om de vulling volledig te omsluiten. (De rollades kunnen 1 dag van tevoren worden gemaakt en in de koelkast worden bewaard tot ze klaar zijn om te koken).

3. Verhit 1 eetlepel olijfolie in een grote koekenpan op middelhoog vuur. Voeg de wielen toe, naad naar beneden. Kook ongeveer 8 minuten of tot ze aan alle kanten bruin zijn, draai ze twee of drie keer tijdens het koken. Leg de rollades op een bord.

4. Verhit voor de saus in de pan 1 eetlepel van de resterende olijfolie op middelhoog vuur. Voeg de ui toe; kook ongeveer 5 minuten of tot ze doorschijnend zijn. Roer de tomaten en basilicum erdoor. Leg de rollades bovenop de saus in de pan. Breng op middelhoog vuur aan de kook; verminder hitte Dek af en laat 5 minuten sudderen, of tot de tomaten uit elkaar vallen, maar hun vorm behouden en de rondjes doorverwarmd zijn.

5. Klop voor de garnering in een kleine kom citroensap, Paleo Mayo, Dijon-mosterd, knoflook en zwarte peper door elkaar. Giet ¼ kopje olijfolie erbij en klop tot het geëmulgeerd is. Meng de dressing in een grote kom met de gehakte romaine. Verdeel de romaine over zes serveerschalen. Snij rollades en schik ze op de romaine; besprenkel met tomatensaus.

WRAPS MET GEGRILDE KIPSHOARMA MET GEKRUIDE GROENTEN EN SPINAZIEGARNITUUR

VOORBEREIDING: Marineren 20 minuten: Grillen 30 minuten: 10 minuten Voor: 8 wraps (voor 4 personen)

1½ pond kipfilethelften zonder vel, zonder been, in stukken van 2 inch gesneden
5 eetlepels olijfolie
2 eetlepels verse citroen
1¾ theelepel gemalen komijn
1 theelepel gehakte knoflook
1 theelepel paprikapoeder
½ theelepel kerriepoeder
½ theelepel gemalen kaneel
¼ theelepel cayennepeper
1 middelgrote courgette, gehalveerd
1 kleine aubergine in plakjes van ½ cm gesneden
1 grote gele paprika, gehalveerd en zonder zaadjes
1 middelgrote rode ui, in vieren gesneden
8 kerstomaatjes
8 grote slablaadjes
Dressing met geroosterde pijnboompitten (zie het recept)
Schijfjes citroen

1. Meng voor de marinade in een kleine kom 3 eetlepels olijfolie, citroensap, 1 eetlepel komijn, knoflook, ½ theelepel paprikapoeder, kerriepoeder, ¼ theelepel kaneel en peper. Doe de stukken kip in een grote plastic zak in een ondiepe schaal. Giet de marinade over de kip. Sealzak; taswisseljasje Laat 30 minuten in de koelkast marineren, waarbij u de zak af en toe omdraait.

2. Haal de kip uit de marinade; giet de marinade Prik de kip op vier lange spiesen.

3. Leg de courgette, aubergine, paprika en ui op een bakplaat. Besprenkel met 2 eetlepels olijfolie. Met de resterende ¾ theelepel komijn, de resterende ½ theelepel paprikapoeder en de resterende ¼ theelepel kaneel; wrijf de groenten lichtjes. Prik de tomaten op twee spiesen.

3. Voor een houtskool- of gasgrill plaats je de kip- en tomatenkabobs en groenten op de grill op middelhoog vuur. Dek af en gril tot de kip niet meer roze is en de groenten licht verkoold en zacht zijn. Draai ze één keer om. Wacht 10 tot 12 minuten voor de kip, 8 tot 10 minuten voor de groenten en 4 minuten voor de tomaten.

4. Haal de kip van de spiesjes. Snijd de kip in stukjes en snijd de courgette, aubergine en paprika in kleine stukjes. Haal de tomaten van de spiesjes (niet hakken). Schik de kip en groenten op een bord. Om te serveren, gooi wat kip en groenten op een slablad; bestrooi met geroosterde pijnboompitten. Serveer met partjes citroen.

GEBAKKEN KIPFILETS MET CHAMPIGNONS, BLOEMKOOL-KNOFLOOKPUREE EN GEROOSTERDE ASPERGES

BEGIN TOT EIND: Voor 50 minuten: 4 porties

4 kippenborsthelften van 10 tot 12 ounce, met vel erop

3 kopjes kleine witte champignons

1 kop dun gesneden prei of gele ui

2 kopjes kippenbottenbouillon (zie het recept) of kippenbouillon zonder zout

1 glas droge witte wijn

1 grote bos verse tijm

Zwarte peper

Witte wijnazijn (optioneel)

1 bloemkool, verdeeld in roosjes

12 teentjes knoflook, gepeld

2 eetlepels olijfolie

Witte peper of cayennepeper

1 pond asperges, gehakt

2 eetlepels olijfolie

1. Verwarm de oven voor op 400 ° F. Schik de kipfilets in een rechthoekige ovenschaal van 3 liter; champignons en prei erop. Giet de kippenbottenbouillon en wijn over de kip en groenten. Bestrooi met tijm en bestrooi met zwarte peper. Bedek het bord met folie.

2. Bak gedurende 35 tot 40 minuten of totdat een direct afleesbare thermometer in de kip een temperatuur van 170 ° F aangeeft. Verwijder de takjes tijm en gooi ze weg. Breng het kookvocht eventueel vóór het serveren op smaak met een beetje azijn.

2. Kook ondertussen in een grote pan de bloemkool en de knoflook in voldoende kokend water gedurende ongeveer 10 minuten of tot ze zacht zijn. Giet de bloemkool en knoflook af en bewaar 2 eetlepels kookvocht. Doe de bloemkool en het gereserveerde kookvocht in een keukenmachine of grote mengkom. Verwerk tot een gladde massa* of pureer met een aardappelstamper; Klop er 2 eetlepels olijfolie door en breng op smaak met witte peper. Houd warm tot klaar om te serveren.

3. Leg de asperges in een enkele laag op een bakplaat. Besprenkel met 2 eetlepels olijfolie en schep om. Bestrooi met zwarte peper. Bak in een oven van 400 ° F gedurende 8 minuten of tot ze knapperig zijn, één keer roeren.

4. Verdeel de bloemkoolpuree over zes serveerschalen. Beleg met kip, champignons en prei. Meng met kookvloeistof; serveer met geroosterde asperges.

*Opmerking: als u een keukenmachine gebruikt, zorg er dan voor dat u de bloemkool niet te lang verwerkt, anders wordt de bloemkool te dun.

KIPPENSOEP OP THAISE WIJZE

VOORBEREIDING:Invriezen 30 minuten: Koken 20 minuten: 50 minuten Voor: 4 tot 6 porties.

TAMARINDE IS EEN ZURE EN MUSKUSACHTIGE VRUCHTHET WORDT GEBRUIKT IN DE INDIASE, THAISE EN MEXICAANSE KEUKEN. VEEL COMMERCIEEL BEREIDE TAMARINDEPASTA'S BEVATTEN SUIKER; ZORG ERVOOR DAT JE ER EEN KOOPT DIE DAT NIET DOET. KAFFIR-LIMOENBLAADJES ZIJN VERS, BEVROREN EN GEDROOGD TE VINDEN OP DE MEESTE AZIATISCHE MARKTEN. ALS JE ZE NIET KUNT VINDEN, VERVANG DAN DE BLADEREN IN DIT RECEPT DOOR 1 ½ EETLEPEL FIJN GERASPTE CITROENSCHIL.

- 2 stengels citroengras, gehakt
- 2 eetlepels geraffineerde kokosolie
- Snijd in dunne plakjes van een halve kop
- 3 grote teentjes knoflook, in dunne plakjes gesneden
- 8 kopjes kippenbottenbouillon (zie het recept) of kippenbouillon zonder zout
- ¼ kopje tamarindepasta zonder toegevoegde suiker (zoals het merk Tamicon)
- 2 eetlepels norivlokken
- 3 verse Thaise pepers, in dunne plakjes gesneden met hele zaden (zie tip)
- 3 kaffirlimoenblaadjes
- Een stuk gember van 7,5 cm, in dunne plakjes gesneden
- 4 6-ounce kipfilethelften zonder vel en zonder botten
- 1 in blokjes gesneden tomaten van 14,5 ounce zonder zout, ongedraineerd
- 6 ons dunne asperges, bijgesneden en diagonaal in stukken van ½ inch gesneden
- ½ kopje gehakte Thaise basilicumblaadjes (zie opmerking)

1. Druk het citroengras stevig aan met de achterkant van een mes. Snijd de gekneusde stengels fijn.

2. Verhit de kokosolie in een pan op middelhoog vuur. Voeg citroengras en lente-uitjes toe; kook gedurende 8 tot 10 minuten, onder regelmatig roeren. Voeg de knoflook toe; kook en roer gedurende 2 tot 3 minuten of tot het zeer geurig is.

3. Voeg kippenbottenbouillon, tamarindepasta, norivlokken, pepers, limoenblaadjes en gember toe. Aan de kook brengen; verminder hitte Dek af en kook gedurende 40 minuten.

4. Vries ondertussen de kip gedurende 20-30 minuten in, of tot hij stevig is. Snij de kip in dunne plakjes.

5. Zeef de soep door een fijnmazige zeef in een grote pan en gebruik de achterkant van een grote lepel om de smaken vrij te laten komen. Gooi vaste stoffen weg. Breng de soep aan de kook. Roer de kip, ongedraineerde tomaten, asperges en basilicum erdoor. Verminder hitte; kook, onbedekt, 2 tot 3 minuten of tot de kip gaar is. Serveer onmiddellijk.

GEROOSTERDE KIP MET CITROEN EN SALIE-ANDIJVIE

VOORBEREIDING: 15 minuten roken: 55 minuten staan: 5 minuten maken: 4 porties

CITROENSCHIJFJES EN SALIEBLADPLAATS ZE ONDER DE HUID VAN DE KIP, BRENG HET VLEES OP SMAAK TERWIJL HET KOOKT EN CREËER EEN OPVALLEND ONTWERP ONDER DE KNAPPERIGE, ONDOORZICHTIGE SCHIL NADAT HET UIT DE OVEN KOMT.

- 4 kipfilethelften met botten (met vel)
- 1 citroen, heel dun gesneden
- 4 grote salieblaadjes
- 2 eetlepels olijfolie
- 2 eetlepels mediterrane kruiden (zie het recept)
- ½ theelepel zwarte peper
- 2 eetlepels extra vergine olijfolie
- 2 sjalotten, gesneden
- 2 teentjes knoflook, fijngehakt
- 4 andijvie, in de lengte doormidden gedeeld

1. Verwarm de oven voor op 400 ° F. Gebruik een mes om de huid voorzichtig van elke borsthelft te scheiden en opzij te laten. Leg 2 schijfjes citroen en 1 salieblad over het vlees van elke borst. Trek de huid voorzichtig terug op zijn plaats en druk zachtjes om hem vast te zetten.

2. Leg de kip in een ondiepe pan. Bestrijk de kip met 2 eetlepels olijfolie; bestrooi met mediterrane kruiden en ¼ theelepel peper. Rooster, onafgedekt, ongeveer 55 minuten of tot de huid bruin en knapperig is en een direct afleesbare thermometer in de kip een temperatuur van

170 ° F aangeeft. Laat de kip 10 minuten rusten voordat je hem serveert.

3. Verhit ondertussen in een grote pan 2 eetlepels olijfolie op middelhoog vuur. Voeg de sjalotjes toe; kook ongeveer 2 minuten of tot ze doorschijnend zijn. Bestrooi de andijvie met de resterende ¼ theelepel peper. Voeg de knoflook toe aan de pan. Doe de andijvie in een pan, met de zijkanten naar beneden. Kook ongeveer 5 minuten of tot ze bruin zijn. Draai de andijvie voorzichtig; kook nog 2 tot 3 minuten of tot het gaar is. Serveer met kip.

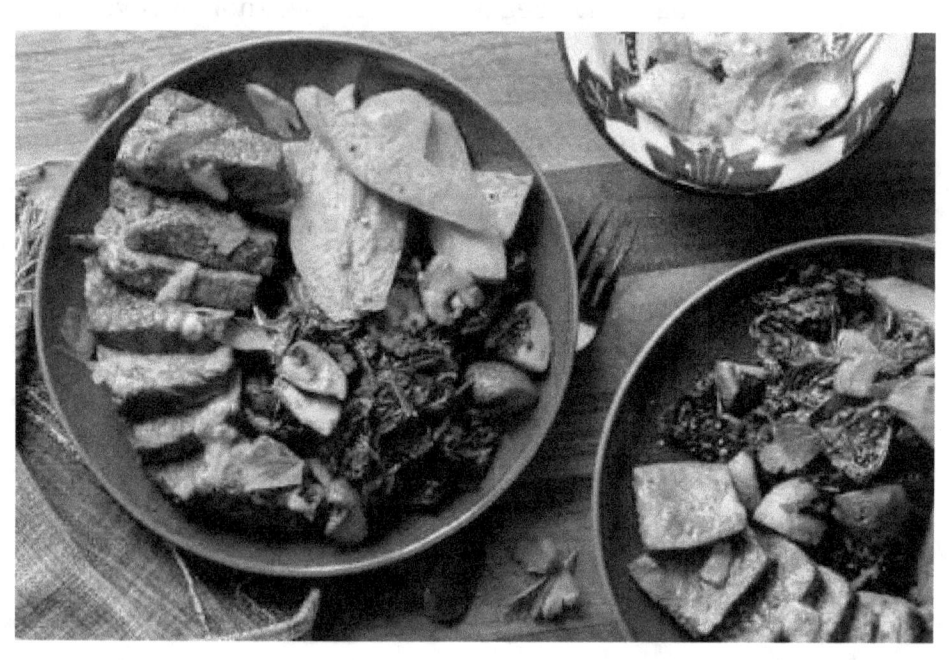

KIP MET SJALOTTEN, WATERKERS EN RADIJSJES

VOORBEREIDING: 20 minuten koken: 8 minuten bakken: 30 minuten maken: 4 porties

HOEWEL HET MISSCHIEN VREEMD KLINKT OM RADIJSJES TE KOKEN, ZE WORDEN HIER NAUWELIJKS GEKOOKT, NET GENOEG OM HUN PEPERIGE BEET TE VERZACHTEN EN ZE ENIGSZINS MALS TE MAKEN.

- 3 eetlepels olijfolie
- 4 kippenborsthelften van 10 tot 12 ounce (met vel)
- 1 eetlepel citroenkruidkruiden (zie het recept)
- ¾ kopje gesneden rundvlees
- 6 radijsjes, in dunne plakjes gesneden
- ¼ theelepel zwarte peper
- ½ kopje droge witte vermout of droge witte wijn
- ⅓ kopje cashewroom (zie het recept)
- 1 bosje waterkers, stengels verwijderd, grof gesneden
- 1 eetlepel gehakte verse dille

1. Verwarm de oven voor op 350 ° F. Verhit de olijfolie in een grote koekenpan op middelhoog vuur. Dep de kip droog met keukenpapier. Rooster de kip met het vel naar beneden gedurende 4 tot 5 minuten of tot het vel goudbruin en knapperig is. draai de kip; kook ongeveer 4 minuten of tot ze bruin zijn. Leg de kip met het vel naar boven in een ovenschaal. Bestrooi de kip met de citroenkruidkruiden. Bak ongeveer 30 minuten of totdat een direct afleesbare thermometer in de kip 170 ° F aangeeft.

2. Giet ondertussen op één na alle eetlepels uit de pan; zet de pan terug op het vuur. Voeg lente-uitjes en radijsjes toe; kook ongeveer 3 minuten of tot de sjalotten verwelkt zijn. Gooi de zwarte peper erin. Voeg de vermout toe en roer om de gebruinde stukjes op te vangen. Aan de kook brengen; kook tot het ingedikt en licht ingedikt is. Roer de cashewroom erdoor; B' olie Haal de pan van het vuur; voeg waterkers en dille toe, roer voorzichtig tot de waterkers verwelkt. Meng de resulterende kippensappen in de ovenschaal.

3. Verdeel het uienmengsel over vier serveerschalen; bovendien kip.

KIP TIKKA MASALA

VOORBEREIDING: 30 minuten Marineren: 4 tot 6 uur Koken: 15 minuten Braden: 8 minuten Maken: 4 porties

DIT IS GEÏNSPIREERD OP EEN POPULAIR INDIAAS GERECHTMISSCHIEN IS HET HELEMAAL NIET IN INDIA GEMAAKT, MAAR IN EEN INDIAAS RESTAURANT IN GROOT-BRITTANNIË. TRADITIONELE CHICKEN TIKKA MASALA BESTAAT UIT HET MARINEREN VAN KIP IN YOGHURT EN HET VERVOLGENS KOKEN IN EEN PITTIGE TOMATENSAUS BESPRENKELD MET ROOM. OMDAT ER GEEN MELK IS DIE DE SMAAK VAN DE SAUS VERWATERT, IS DEZE VERSIE BIJZONDER ZUIVER VAN SMAAK. IN PLAATS VAN RIJST WORDT HET GESERVEERD MET KNAPPERIGE COURGETTENOEDELS.

1½ pond kippendijen zonder vel, zonder botten of een halve kipfilet

¾ kopje natuurlijke kokosmelk (zoals Nature's Way)

6 teentjes knoflook, fijngehakt

1 eetlepel geraspte verse gember

1 eetlepel gemalen koriander

1 theelepel paprikapoeder

1 eetlepel gemalen komijn

¼ theelepel kardemom

4 eetlepels geraffineerde kokosolie

1 kopje gehakte wortels

1 dun plakje bleekselderij

½ kopje gehakte ui

2 jalapeño- of serranopepers, zonder zaadjes (indien gewenst) en fijngehakt (zie tip)

1 in blokjes gesneden tomaten van 14,5 ounce zonder zout, ongedraineerd

1 8-ounce ongezouten tomatensaus

1 theelepel garam masala zonder zout

3 middelgrote courgettes

½ theelepel zwarte peper
Verse korianderblaadjes

1. Als u kippendijen gebruikt, snijdt u elke dij in drie stukken. Als u kiphelften gebruikt, snijd dan elke borsthelft in stukken van 5 cm, waarbij u de dikke stukken horizontaal doormidden snijdt om ze dunner te maken. Plaats de kip in een grote hersluitbare plastic zak; laten liggen Om de marinade te maken, combineer in een kleine kom ½ kopje kokosmelk, knoflook, gember, koriander, paprika, komijn en kardemom. Giet de marinade over de kip in de zak. Sluit de zak en draai hem zodat de kip bedekt is. Plaats de zak in een middelgrote kom; marineer 4 tot 6 uur in de koelkast, waarbij u de zak af en toe omdraait.

2. Verwarm de kippen voor. Verhit 2 eetlepels kokosolie in een grote koekenpan op middelhoog vuur. Voeg wortels, selderij en ui toe; kook 6 tot 8 minuten of tot de groenten gaar zijn, af en toe roeren. Voeg jalapenos toe; kook en roer nog 1 minuut. Voeg de ongedraineerde tomaten en tomatensaus toe. Aan de kook brengen; verminder hitte Kook, onafgedekt, ongeveer 5 minuten of tot de saus iets dikker wordt.

3. Giet de kip af en giet de marinade. Leg de stukken kip in een enkele laag op de onverwarmde grill. Rooster 15 tot 15 cm van het vuur gedurende 8 tot 10 minuten of tot de kip niet meer roze is en draai hem halverwege het braden een keer om. Voeg gekookte stukjes kip en de resterende ¼ kopje kokosmelk toe aan het tomatenmengsel in de pan. Kook gedurende 1 tot 2 minuten of tot het gaar is. Haal van het vuur; roer de garam masala erdoor.

4. Snijd de uiteinden van de courgette af. Snijd de courgette in lange, dunne reepjes met een juliennesnijder. Verhit de resterende 2 eetlepels kokosolie in een grote koekenpan op middelhoog vuur. Voeg de courgettereepjes en zwarte peper toe. Kook en roer gedurende 2 tot 3 minuten of tot de courgette knapperig en zacht is.

5. Verdeel de courgettes over vier serveerborden. Als aanvulling op het kippenmengsel. Garneer met korianderblaadjes.

RAS EL HANOUT KIPPENDIJEN

VOORBEREIDING: 20 minuten koken: 40 minuten maken: 4 porties

RAS EL HANOUT IS COMPLEXEN EXOTISCHE MAROKKAANSE KRUIDENMIXEN. DE UITDRUKKING BETEKENT 'WINKELIER' IN HET ARABISCH, WAT IMPLICEERT DAT DE KRUIDENVERKOPER EEN SPECIALE MIX VAN DE BESTE KRUIDEN AANBIEDT. ER BESTAAT GEEN SPECIFIEK RECEPT VOOR RAS EL HANOUT, MAAR HET BEVAT EEN MENGSEL VAN GEMBER, ANIJS, KANEEL, NOOTMUSKAAT, PEPERKORRELS, KRUIDNAGEL, KARDEMOM, GEDROOGDE BLOEMEN (ZOALS LAVENDEL EN ROOS), NIGELLA, FOELIE, LAOS EN KURKUMA.

1 eetlepel gemalen komijn

2 eetlepels gemalen gember

Anderhalve theelepel zwarte peper

1 ½ theelepel gemalen kaneel

1 eetlepel gemalen koriander

1 theelepel cayennepeper

1 eetlepel gemalen peper

½ theelepel gemalen graan

¼ theelepel gemalen nootmuskaat

1 theelepel saffraan (optioneel)

4 eetlepels geraffineerde kokosolie

8 kippendijen met bot

1 8-ounce pakket verse champignons, in plakjes gesneden

1 kopje gehakte ui

1 kop gehakte rode, gele of groene paprika (1 grote)

4 Roma-tomaten, zonder zaadjes, zonder zaadjes en fijngehakt

4 teentjes knoflook, fijngehakt

2 blikjes natuurlijke kokosmelk van 13,5 ounce (zoals Nature's Way)

3 tot 4 eetlepels vers citroensap

¼ kopje verse koriander, fijngehakt

1. Meng voor de ras el hanout komijn, gember, zwarte peper, kaneel, koriander, piment, piment, kruidnagel, nootmuskaat en, indien gewenst, saffraan in een middelgrote vijzel of kleine kom. Roer met een stamper of lepel om goed te mengen. Laat het opzij.

2. Verhit 2 eetlepels kokosolie in een grote koekenpan op middelhoog vuur. Bestrooi de kippendijen met 1 eetlepel ras el hanout. Voeg kip toe aan de pan; kook gedurende 5 tot 6 minuten of tot ze bruin zijn, draai ze halverwege het koken een keer om. Haal de kip uit de pan; blijf warm

3. Verhit in dezelfde pan de resterende 2 eetlepels kokosolie op middelhoog vuur. Voeg de champignons, ui, paprika, tomaat en knoflook toe. Kook en roer ongeveer 5 minuten of tot de groenten gaar zijn. Meng de kokosmelk, het citroensap en 1 eetlepel ras el hanout. Doe de kip terug in de pan. Aan de kook brengen; verminder hitte Bak, afgedekt, ongeveer 30 minuten of tot de kip gaar is (175 ° F).

4. Serveer kip, groenten en saus in kommen. Garneer met koriander.

Let op: Bewaar restjes maximaal een maand in een afgedekte Ras el Hanout-container.

STERFRUIT ADOBO KIPPENDIJEN OP GESTOOFDE SPINAZIE

VOORBEREIDING: 40 minuten marineren: 4 tot 8 uur koken: 45 minuten Voor: 4 porties

DEP DE KIP EVENTUEEL DROOGHAAL HET MET KEUKENPAPIER UIT DE MARINADE VOORDAT U HET IN DE PAN BRUIN LAAT WORDEN. DE VLOEISTOF DIE OP HET VLEES ACHTERBLIJFT, WORDT AAN DE HETE OLIE TOEGEVOEGD.

- 8 kippendijen met botten (1½ tot 2 kilo), met vel
- ¾ kopje witte azijn of cider
- ¾ kopje vers sinaasappelsap
- ½ kopje water
- ¼ kopje gehakte ui
- ¼ kopje gehakte verse koriander
- 4 teentjes knoflook, fijngehakt
- ½ theelepel zwarte peper
- 1 eetlepel olijfolie
- 1 sterfruit (carambola's), in plakjes gesneden
- 1 kopje kippenbottenbouillon (zie het recept) of kippenbouillon zonder zout
- 2 9-ounce pakjes verse spinazieblaadjes
- Verse korianderblaadjes (optioneel)

1. Plaats de kip in een roestvrijstalen of geëmailleerde pan; laten liggen Combineer azijn, sinaasappelsap, water, ui, ¼ kopje gehakte koriander, knoflook en peper in een middelgrote kom; giet over de kip. Dek af en marineer 4 tot 8 uur in de koelkast.

2. Breng het kippenmengsel in de Nederlandse oven op middelhoog vuur aan de kook; verminder hitte Dek af en kook gedurende 35 tot 40 minuten of tot de kip niet langer roze is (175 ° F).

3. Verhit de olie in een grote koekenpan op middelhoog vuur. Haal de kip met een tang uit de braadpan en schud zachtjes om het kookvocht af te druppelen; kookvocht reserveren. Bak de kip aan alle kanten bruin en draai hem regelmatig om zodat hij gelijkmatig bruin wordt.

4. Giet ondertussen voor de saus het kookvocht af; terug naar de Nederlandse oven. Aan de kook brengen. Kook ongeveer 4 minuten om iets te verminderen en dikker te maken; voeg sterfruit toe; kook nog 1 minuut. Doe de kip terug in de Dutch ovensaus. Haal van het vuur; afdekken om warm te blijven.

5. Maak de pan schoon. Giet kippenbottenbouillon in een pan. Breng op middelhoog vuur aan de kook; roer de spinazie erdoor. Verminder hitte; kook 1 tot 2 minuten of tot de spinazie verwelkt is, onder voortdurend roeren. Schep de spinazie met een schuimspaan op een serveerbord. Met kip en saus. Bestrooi eventueel met korianderblaadjes.

KIP POBLANO KOOLTACO'S MET CHIPOTLE MAYO

VOORBEREIDING: 25 minuten in de oven: 40 minuten bereiding: 4 porties

SERVEER DEZE ROMMELIGE MAAR SMAKELIJKE TACO'S OM DE VULLING OP TE RAPEN DIE VAN HET KOOLBLAD VALT BIJ HET ETEN MET EEN VORK.

1 eetlepel olijfolie

2 poblano chilipepers, zonder zaadjes (indien gewenst) en fijngehakt (zie tip)

½ kopje gehakte ui

3 teentjes knoflook, fijngehakt

1 eetlepel ongezouten chilipoeder

2 eetlepels gemalen komijn

½ theelepel zwarte peper

1 8-ounce ongezouten tomatensaus

¾ kopje kippenbottenbouillon (zie het recept) of kippenbouillon zonder zout

1 eetlepel gedroogde Mexicaanse oregano, fijngehakt

1 tot 1½ pond kippendijen zonder vel en zonder botten

10 tot 12 middelgrote en grote koolbladeren

Chipotle Paleo Mayo (zie het recept)

1. Verwarm de oven voor op 350 ° F. Verhit de olie in een grote koekenpan op middelhoog vuur. Voeg poblano-chilipepers, ui en knoflook toe; kook en roer gedurende 2 minuten. Meng het chilipoeder, komijn en zwarte peper; kook en roer nog 1 minuut (zet indien nodig het vuur lager om te voorkomen dat de kruiden verbranden).

2. Voeg de tomatensaus, kippenbottenbouillon en oregano toe aan de pan. Aan de kook brengen. Leg de kippendijen voorzichtig in het tomatenmengsel. Bedek de pan met een

deksel. Bak ongeveer 40 minuten of tot de kip gaar is (175 ° F), en draai de kip halverwege.

3. Haal de kip uit de pan; een beetje afkoelen. Trek de kip met twee vorken in hapklare stukjes. Roer de geraspte kip door het tomatenmengsel in de pan.

4. Schep het kippenmengsel op de koolbladeren om te serveren; top met Chipotle Paleo Mayo.

KIPSTOOFPOT MET WORTELEN EN PAKSOI

VOORBEREIDING:15 minuten koken: 24 minuten staan: 2 minuten maken: 4 porties

BABY PAKSOI IS ERG DELICAATEN HET KAN ONMIDDELLIJK WORDEN GEKOOKT. OM HET KNAPPERIG EN FRIS TE HOUDEN - NIET VERWELKT EN VOCHTIG - ZORG ERVOOR DAT HET GEDURENDE MEER DAN 2 MINUTEN WORDT GESTOOMD IN EEN HETE, AFGEDEKTE PAN (VAN HET VUUR) VOORDAT JE HET SERVEERT.

- 2 eetlepels olijfolie
- 1 prei, in plakjes gesneden (witte en lichtgroene delen)
- 4 kopjes kippenbottenbouillon (zie het recept) of kippenbouillon zonder zout
- 1 glas droge witte wijn
- 1 eetlepel Dijon-mosterd (zie het recept)
- ½ theelepel zwarte peper
- 1 takje verse tijm
- 1¼ pond kippendijen zonder vel, zonder botten, in stukken van 1 inch gesneden
- 8 ons babywortelen met bovenkant, gewassen, bijgesneden en in de lengte doormidden gesneden, of 2 middelgrote wortels, in een hoek gesneden
- 2 eetlepels fijn geraspte citroenschil (opzij zetten)
- 1 eetlepel verse citroen
- 2 kopjes baby paksoi
- ½ theelepel gehakte verse tijm

1. Verhit 1 eetlepel olijfolie in een grote pan op middelhoog vuur. Kook de prei in hete olie gedurende 3 tot 4 minuten of tot ze verwelkt zijn. Voeg de kippenbottenbouillon, wijn, Dijon-mosterd, ¼ theelepel peper en een takje tijm toe. Aan de kook brengen; verminder hitte Kook

gedurende 10 tot 12 minuten of tot de vloeistof met een derde is ingekookt. Gooi het takje tijm weg.

2. Verhit ondertussen in een pan de resterende 1 eetlepel olijfolie op middelhoog vuur. Bestrooi de kip met de resterende ¼ theelepel peper. Bak in hete olie gedurende ongeveer 3 minuten of tot ze goudbruin zijn, af en toe roerend. Giet indien nodig het vet af. Voeg voorzichtig het gehakte bouillonmengsel toe aan de pot en schep de bruine stukjes af; voeg de wortels toe. Aan de kook brengen; verminder hitte Kook, onafgedekt, gedurende 8 tot 10 minuten of tot de wortels gaar zijn. Roer het citroensap erdoor. Snij de paksoi in de lengte doormidden. (Als de paksoikoppen groot zijn, snijd ze dan in vieren.) Plaats de paksoi in de pan bovenop de kip. Dek af en haal van het vuur; laat 2 minuten staan.

3. Doe de stoofpot in ondiepe kommen. Bestrooi met citroenschil en gemalen tijm.

KIP MET SINAASAPPEL-CASHEW EN PAPRIKA ROERBAK IN SLAWRAPS

BEGIN TOT EIND: Voor 45 minuten: 4 tot 6 porties

JE VINDT ER TWEE SOORTEN KOKOSOLIE IN DE SCHAPPEN - GERAFFINEERD EN EXTRA VIERGE, OF ONGERAFFINEERD. ZOALS DE NAAM AL DOET VERMOEDEN, IS EXTRA VIERGE KOKOSOLIE AFKOMSTIG VAN DE EERSTE PERSING VAN VERSE, RAUWE KOKOSNOTEN. HET IS ALTIJD EEN BETERE OPTIE ALS JE OP MIDDELHOOG TOT MIDDELHOOG VUUR KOOKT. GERAFFINEERDE KOKOSOLIE HEEFT EEN HOGER ROOKPUNT, DUS GEBRUIK HET ALS JE OP HOOG VUUR KOOKT.

- 1 eetlepel geraffineerde kokosolie
- 1½ tot 2 pond kippendijen zonder vel en zonder botten, in dunne hapklare reepjes gesneden
- 3 rode, oranje en/of gele paprika's, steeltjes verwijderd en in dunne plakjes gesneden
- 1 rode ui, in de lengte gehalveerd en in dunne plakjes gesneden
- 1 theelepel fijn geraspte sinaasappelschil (opzij zetten)
- ½ kopje vers sinaasappelsap
- 1 eetlepel fijngehakte verse gember
- 3 teentjes knoflook, fijngehakt
- 1 kopje ongezouten rauwe cashewnoten, geroosterd en gehakt (zie tip)
- ½ kopje gesneden groene uien (4)
- 8 tot 10 blaadjes boter of ijsbergsla

1. Verhit de kokosolie in een wok of grote pan op hoog vuur. Voeg de kip toe; kook en roer gedurende 2 minuten. Voeg peper en ui toe; kook en roer gedurende 2 tot 3 minuten of tot de groenten zacht beginnen te worden. Haal de kip en groenten uit de wok; blijf warm

2. Veeg de wok af met keukenpapier. Voeg het sinaasappelsap toe aan de wok. Kook ongeveer 3 minuten of tot de sappen koken en iets inkoken. Voeg gember en knoflook toe. Kook en roer gedurende 1 minuut. Doe het kip-paprikamengsel terug in de wok. Roer de sinaasappelschil, cashewnoten en lente-uitjes erdoor. Serveer gebakken op slablaadjes.

VIETNAMESE KIP MET KOKOSCITROENGRAS

BEGIN TOT EIND: 30 minuten bereiding: 4 porties

DEZE SNELLE KOKOSCURRYNADAT JE BENT BEGONNEN MET SNIJDEN, KAN HET BINNEN 30 MINUTEN OP TAFEL STAAN, EN HET IS DE PERFECTE MAALTIJD VOOR EEN DRUKKE DOORDEWEEKSE AVOND.

- 1 eetlepel ongeraffineerde kokosolie
- 4 stengels citroengras (alleen de bleke delen)
- 1 pakket oesterzwammen van 3,2 ounce, gehakt
- 1 grote ui, in dunne plakjes gesneden, ringen gehalveerd
- 1 verse jalapeño, zonder zaadjes en fijngehakt (zie tip)
- 2 eetlepels verse gember, gehakt
- 3 teentjes knoflook fijngehakt
- 1 ½ pond kippendijen zonder vel en zonder botten, in dunne plakjes gesneden en in hapklare stukjes gesneden
- ½ kopje natuurlijke kokosmelk (zoals Nature's Way)
- ½ kopje kippenbottenbouillon (zie het recept) of kippenbouillon zonder zout
- 1 eetlepel ongezouten rode kerriepoeder
- ½ theelepel zwarte peper
- ½ kopje gehakte verse basilicumblaadjes
- 2 eetlepels verse citroen
- Ongezoete geraspte kokosnoot (optioneel)

1. Verhit de kokosolie in een grote koekenpan op middelhoog vuur. Voeg citroengras toe; kook en roer gedurende 1 minuut. Voeg champignons, ui, jalapeño, gember en knoflook toe; kook en roer gedurende 2 minuten of tot de ui zacht wordt. Voeg de kip toe; kook ongeveer 3 minuten of tot de kip gaar is.

2. Meng in een kleine kom de kokosmelk, kippenbottenbouillon, kerriepoeder en zwarte peper. Voeg het kippenmengsel toe aan de koekenpan; kook gedurende 1 minuut of tot de vloeistof iets dikker wordt. Haal van het vuur; roer de verse basilicum en het citroensap erdoor. Bestrooi de stukken indien gewenst met kokos.

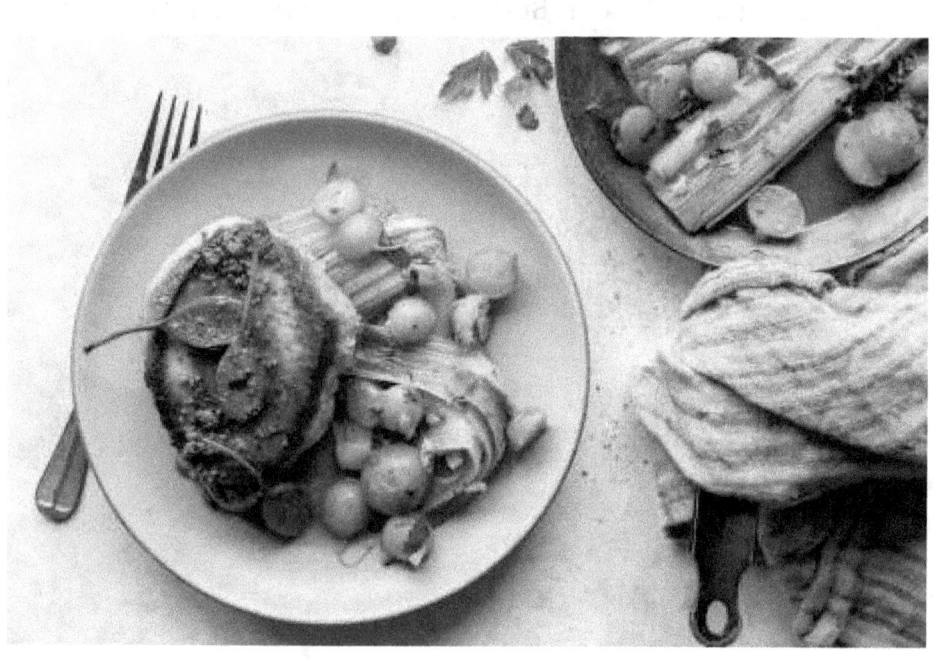

SALADE VAN GEROOSTERDE KIP EN APPEL-ESCAROLE

VOORBEREIDING:30 minuten op de grill: 12 minuten bereiding: 4 porties

ALS JE VAN ZOETERE APPELS HOUDT,GA MET KNAPPERIGE HONING. ALS JE VAN ZURE APPELS HOUDT, GEBRUIK DAN GRANNY SMITH OF PROBEER VOOR DE BALANS EEN MIX VAN BEIDE SOORTEN.

- 3 middelgrote Honeycrisp- of Granny Smith-appels
- 4 eetlepels extra vergine olijfolie
- ½ kopje fijngehakte sjalotjes
- 2 eetlepels gehakte verse peterselie
- 1 eetlepel gevogeltekruiden
- 3 tot 4 andijviekoppen, in vieren
- 1 pond gemalen kip- of kalkoenfilet
- ⅓ kopje geroosterde hazelnoten*
- ⅓ Kopje Klassieke Franse Azijn Azijn (zie het recept)

1. Halveer de appels en verwijder het klokhuis. Schil 1 appel en snij deze fijn. Verhit 1 theelepel olijfolie in een middelgrote pan op middelhoog vuur. Voeg de gehakte appel en sjalot toe; kook tot het zacht is. Meng de peterselie en de gevogeltekruiden erdoor. Laat afkoelen.

2. Ontpit ondertussen de resterende 2 appels en snijd ze in stukjes. Bestrijk de zijkanten van de gesneden appelstukjes en andijvie met de overgebleven olijfolie. Combineer het kip- en gekoelde appelmengsel in een grote kom. Verdeel in acht delen; vorm elke portie tot een pasteitje met een diameter van 2 inch.

3. Voor een houtskool- of gasgrill plaats je de kippasteitjes en appelpartjes direct op de grill op middelhoog vuur. Dek af en gril gedurende 10 minuten, waarbij u halverwege de bereiding één keer omdraait. Andijvie toevoegen, met de zijkanten naar beneden. Dek af en grill gedurende 2 tot 4 minuten, of tot de andijvie licht verkoold is, de appels zacht zijn en de kippasteitjes gaar zijn (165 ° F).

4. Snij de andijvie in dikke plakken. Verdeel de andijvie over vier borden. Leg de kippasteitjes, appelschijfjes en hazelnoten erop. Besprenkel met klassieke Franse vinaigrette.

* Tip: Om de hazelnoten te roosteren, verwarm de oven voor op 350°F. Verdeel de noten in een enkele laag op een bakplaat. Bak gedurende 8 tot 10 minuten of tot het licht geroosterd is, roer één keer om gelijkmatig te roosteren. Koel de noten een beetje. Leg de warme noten op een schone doek; Wrijf met een handdoek om losse huid te verwijderen.

TOSCAANSE KIPPENSOEP MET BOERENKOOLLINTEN

VOORBEREIDING:Kook gedurende 15 minuten: 20 minuten maakt: 4 tot 6 porties

EEN LEPEL PESTO- BASILICUM OF RUCOLA NAAR KEUZE - VOEGT EEN HEERLIJKE SMAAK TOE AAN DEZE HARTIGE SOEP, OP SMAAK GEBRACHT MET ZOUTVRIJE GEVOGELTEKRUIDEN. OM BOERENKOOLLINTEN HELDERGROEN EN BOORDEVOL VOEDINGSSTOFFEN TE HOUDEN, KOOKT U ZE ALLEEN TOT ZE VERWELKT ZIJN.

- 1 pond gemalen kip
- 2 eetlepels ongezouten gevogeltekruiden
- 1 theelepel fijn geraspte citroenschil
- 1 eetlepel olijfolie
- 1 kopje gehakte ui
- ½ kopje gehakte wortelen
- 1 kopje gehakte selderij
- 4 teentjes knoflook, in plakjes gesneden
- 4 kopjes kippenbottenbouillon (zie het recept) of kippenbouillon zonder zout
- 1 blik van 14,5 ounce ongezouten, in de vlam geroosterde tomaten, ongedraineerd
- 1 bosje Lacinato (Toscaanse) boerenkool, stengels verwijderd, in linten gesneden
- 2 eetlepels verse citroen
- 1 theelepel gehakte verse tijm
- Basilicum of Rucola Pesto (zie de recepten)

1. Combineer gemalen kip, gevogeltekruiden en citroenschil in een middelgrote kom. Goed mengen.

2. Verhit de olijfolie in een pan op middelhoog vuur. Voeg het kippenmengsel, ui, wortels en selderij toe; kook gedurende 5 tot 8 minuten of tot de kip niet meer roze is, roer met een houten lepel om het vlees te breken en voeg

de teentjes knoflook toe tijdens de laatste minuut van het koken. Voeg kippenbottenbouillon en tomaten toe. Aan de kook brengen; verminder hitte Dek af en kook gedurende 15 minuten. Roer de boerenkool, het citroensap en de tijm erdoor. Kook, onafgedekt, ongeveer 5 minuten of tot de boerenkool verwelkt is.

3. Schep de soep voor het serveren in kommen en garneer met basilicum of rucola-pesto.

KIP WO

VOORBEREIDING: 15 minuten koken: 8 minuten afkoelen: 20 minuten maken: 4 porties

DEZE VERSIE VAN EEN POPULAIR THAIS GERECHTGEMALEN KIP EN GROENTEN GESERVEERD OP SLABLAADJES ZIJN ZEER LICHT EN SMAKELIJK, ZONDER DE TOEVOEGING VAN SUIKER, ZOUT EN VISSAUS (DIE VEEL NATRIUM BEVAT) DIE TRADITIONEEL OP DE INGREDIËNTENLIJST STAAN. MET KNOFLOOK, THAISE CHILI, CITROENGRAS, LIMOENSAP, MUNT EN KORIANDER MIS JE ZE NIET.

- 1 eetlepel geraffineerde kokosolie
- 2 kilo kip (95% mager of borst)
- 8 ons champignons, fijngehakt
- 1 kopje fijngehakte rode ui
- 1 tot 2 Thaise pepers, zonder zaadjes en fijngehakt (zie tip)
- 2 eetlepels gehakte knoflook
- 2 eetlepels fijngehakt citroengras*
- ¼ theelepel gemalen kruidnagel
- ¼ theelepel zwarte peper
- 1 eetlepel fijn geraspte citroenschil
- ½ kopje verse citroen
- ⅓ kopje stevig verpakte verse muntblaadjes, gehakt
- ⅓ kopje stevig verpakte verse koriander, gehakt
- 1 krop ijsbergsla, in blaadjes verdeeld

1. Verhit de kokosolie in een grote koekenpan op middelhoog vuur. Voeg gemalen kip, champignons, ui, chili(s), knoflook, citroengras, kruidnagel en zwarte peper toe. Kook 8 tot 10 minuten of tot de kip gaar is, roer met een houten lepel om het vlees tijdens het koken te breken. Giet af indien nodig. Doe het kippenmengsel in een zeer grote

kom. Laat ongeveer 20 minuten of iets boven kamertemperatuur afkoelen, af en toe roeren.

2. Roer de citroenschil, het citroensap, de munt en de koriander door het kipmengsel. Serveer op slablaadjes.

*Tip: Voor het bereiden van citroengras heb je een scherp mes nodig. Snijd de houtachtige stengel van de onderkant van de stengel en de stoere groene bladeren van de bovenkant van de plant. Verwijder de twee stevige buitenste lagen. Je zou citroengras moeten hebben dat 15 cm lang en witgeel is. Snijd de stengel horizontaal doormidden en snijd vervolgens elk deel opnieuw doormidden. Snijd elk kwart van de stengel heel fijn.

KIPBURGERS MET SZECHWAN CASHEWSAUS

VOORBEREIDING: 30 minuten koken: 5 minuten grillen: 14 minuten maken: 4 porties

CHILI-OLIE GEMAAKT DOOR VERHITTINGOLIJFOLIE MET GEMALEN RODE PEPER KAN OOK OP ANDERE MANIEREN GEBRUIKT WORDEN. GEBRUIK VERSE GROENTEN OM TE BAKKEN OF TE MENGEN MET CHILI-OLIE VOORDAT U ZE GAAT BRADEN.

- 2 eetlepels olijfolie
- ¼ theelepel rode peper
- 2 kopjes rauwe cashewnoten, geroosterd (zie tip)
- ¼ kopje olijfolie
- ½ kopje geraspte courgette
- ¼ kopje bieslook, fijngehakt
- 2 teentjes knoflook, fijngehakt
- 2 eetlepels fijn geraspte citroenschil
- 2 eetlepels geraspte verse gember
- 1 pond gemalen kip- of kalkoenfilet

SZECHWAN CASHEWSAUS

- 1 eetlepel olijfolie
- 2 eetlepels fijngesneden lente-ui
- 1 eetlepel geraspte verse gember
- 1 theelepel Chinees vijfkruidenpoeder
- 1 eetlepel verse citroen
- 4 groene blaadjes of boterslablaadjes

1. Meng voor de chili-olie de olijfolie en de gemalen rode peper in een kleine pan. Verwarm op laag vuur gedurende 5 minuten. Haal van het vuur; laten afkoelen

2. Doe voor de cashewboter de cashewnoten en 1 eetlepel olijfolie in een blender. Dek af en meng tot het romig is, schep indien nodig de zijkanten af en voeg extra olijfolie toe, eetlepel voor eetlepel, totdat alle ¼ kopje is gebruikt en de boter heel zacht is; laten liggen

3. Meng in een grote kom de courgette, bieslook, knoflook, citroenschil en 2 eetlepels gember. Voeg gemalen kip toe; Goed mengen. Rol het kippenmengsel in vier plakjes van een halve centimeter dik.

4. Bij een houtskool- of gasgrill plaats je de pasteitjes direct op de ingevette grill op middelhoog vuur. Dek af en grill gedurende 14 tot 16 minuten of tot ze gaar zijn (165 ° F), waarbij u halverwege het grillen één keer draait.

5. Verhit ondertussen voor de saus de olijfolie in een kleine pan op middelhoog vuur. Voeg ui en 1 eetlepel gember toe; kook op middelhoog vuur gedurende 2 minuten of tot de snijbiet gaar is. Voeg ½ kopje cashewboter toe (bewaar de overgebleven cashewboter maximaal een week in de koelkast), peperolie, citroensap en vijfkruidenpoeder. Kook nog 2 minuten. Haal van het vuur.

6. Serveer pasteitjes op slablaadjes. Overgiet met saus.

KALKOEN KIPPENPOTTEN

VOORBEREIDING:25 minuten laten staan: 15 minuten koken: 8 minuten Dranken: 4 tot 6 porties.

'BAHARAT' BETEKENT EENVOUDIGWEG 'KRUIDEN' IN HET ARABISCH.HET IS EEN UNIVERSELE SMAAKMAKER IN DE KEUKEN VAN HET MIDDEN-OOSTEN EN WORDT GEBRUIKT ALS RUB OP VIS, GEVOGELTE EN VLEES OF GEMENGD MET OLIJFOLIE EN GEBRUIKT ALS GROENTEMARINADE. DE COMBINATIE VAN WARME EN ZOETE SPECERIJEN ALS KANEEL, KOMIJN, KORIANDER, KRUIDNAGEL EN PAPRIKA MAAKT HET BIJZONDER AROMATISCH. HET TOEVOEGEN VAN GEDROOGDE MUNT IS EEN TURKS TINTJE.

- ⅓ kopje gehakte gedroogde abrikozen
- ⅓ kopje gehakte gedroogde vijgen
- 1 eetlepel ongeraffineerde kokosolie
- 1 ½ pond kipfilet hieronder
- 3 kopjes gesneden prei (alleen witte en lichtgroene delen) (3)
- Snijd ⅔ van een middelgrote groene en/of rode paprika in dunne plakjes
- 2 eetlepels Baharatkruiden (zie het recept, onderstaand)
- 2 teentjes knoflook, fijngehakt
- 1 kop gehakte en gezaaide tomaten (2 middelgrote)
- 1 kop gehakte, gezaaide komkommer (middelgroot)
- ½ kopje gehakte ongezouten pistachenoten, geroosterd (zie tip)
- ¼ kopje gehakte verse munt
- ¼ kopje gehakte verse peterselie
- 8 tot 12 grote botersla of Bibb-slablaadjes

1. Doe de abrikozen en vijgen in een kleine kom. Voeg ⅔ kopje kokend water toe; laat 15 minuten staan. Giet af en bewaar een half kopje vloeistof.

2. Verhit ondertussen in een grote koekenpan de kokosolie op middelhoog vuur. Voeg gemalen kip toe; kook gedurende 3 minuten, roer met een houten lepel om het vlees tijdens het koken te breken. Voeg de prei, paprika, Baharat-kruiden en knoflook toe; kook en roer ongeveer 3 minuten of tot de kip gaar is en de peper zacht is. Voeg de abrikozen, vijgen, het bewaarde vocht, de tomaten en de komkommer toe. Kook en roer gedurende 2 minuten of tot de tomaten en komkommers beginnen af te breken. Roer de pistachenoten, munt en peterselie erdoor.

3. Serveer kip en groenten op slablaadjes.

Kruidenkruiden: Meng in een kleine kom 2 theelepels zoete paprika; 1 theelepel zwarte peper; 2 eetlepels droge munt, fijngemalen; 2 eetlepels gemalen komijn; 2 eetlepels gemalen koriander; 2 eetlepels gemalen kaneel; 2 eetlepels gemalen graan; 1 theelepel gemalen nootmuskaat; en 1 theelepel kardemom. Bewaren in een goed gesloten verpakking bij kamertemperatuur. Maakt ongeveer een half kopje.

SPAANSE KIPPEN UIT CORNWALL

VOORBEREIDING: 10 minuten braden: 30 minuten braden: 6 minuten bereiding: 2 tot 3 porties

DIT RECEPT KAN NIET EENVOUDIGER- EN DE RESULTATEN ZIJN ABSOLUUT VERBLUFFEND. GROTE HOEVEELHEDEN PAPRIKA, KNOFLOOK EN CITROEN VOEGEN VEEL SMAAK TOE AAN DEZE KLEINE VOGELS.

- 2 1½ pond Cornish-kippen, ontdooid indien bevroren
- 1 eetlepel olijfolie
- 6 teentjes knoflook, fijngehakt
- 2 tot 3 eetlepels gerookte zoete paprika
- ¼ tot ½ theelepel cayennepeper (optioneel)
- 2 citroenen, in vieren
- 2 eetlepels gehakte verse peterselie (optioneel)

1. Verwarm de oven voor op 375°F. Om kippen in vieren te delen, gebruikt u een keukenschaar of een scherp mes om beide zijden van de smalle ruggengraat door te snijden. Laat de vogel openklappen en snijd de kip vanaf het borstbeen doormidden. Verwijder de achterhand door het vel en het vlees weg te snijden dat de dijen van de borst scheidt. Houd de vleugel en borst intact. Wrijf de olijfolie over de stukjes Cornish kip. Bestrooi met gehakte knoflook.

2. Leg de stukken kip met het vel naar boven in een grote ovenschaal. Bestrooi met gerookte paprikapoeder en cayennepeper. Knijp de citroenkwarten uit over de kip; voeg de citroenkwarten toe aan de pan. Draai de stukken kip met de velkant naar beneden in de pan. Dek af en bak gedurende 30 minuten. Haal de pan uit de oven.

3. Verwarm de kippen voor. Draai de stukken met behulp van de tang. Pas het ovenrek aan. Rooster 10 tot 10 cm van het vuur gedurende 6 tot 8 minuten tot de huid bruin is en de kip gaar is (175 ° F). Bedruip met pannensap. Bestrooi eventueel met peterselie.

CORNISH PISTACHE GEBRADEN KIP MET RUCOLA, ABRIKOZEN EN VENKELSALADE

VOORBEREIDING: 30 minuten afkoelen: 2 tot 12 uur braden: 50 minuten staan: 10 minuten maken: 8 porties

MAAK EEN PISTACHEPESTOPETERSELIE, TIJM, KNOFLOOK, SINAASAPPELSCHIL, SINAASAPPELSAP EN OLIJFOLIE WORDEN VÓÓR HET MARINEREN ONDER DE SCHIL VAN ELKE VOGEL GEPLAATST.

- 4 Cornish-wildkippen van 20 tot 24 ounce
- 3 kopjes rauwe pistachenoten
- 2 eetlepels Italiaanse (platbladige) gehakte verse peterselie
- 1 eetlepel gemalen tijm
- 1 groot teentje knoflook, fijngehakt
- 2 eetlepels fijn geraspte sinaasappelschil
- 2 eetlepels vers sinaasappelsap
- ¾ kopje olijfolie
- 2 grote uien, in dunne plakjes gesneden
- ½ kopje vers sinaasappelsap
- 2 eetlepels verse citroen
- ¼ theelepel versgemalen zwarte peper
- ¼ theelepel droge mosterd
- 2 pakjes rucola van 5 ons
- 1 grote venkelknol, in dunne plakjes gesneden
- 2 eetlepels gehakte venkelbladeren
- 4 abrikozen, geschild en in dunne plakjes gesneden

1. Maak de binnenkant van de holtes van Cornish-wildkippen schoon. Bind de benen samen met keukentouw van 100% katoen. Plaats de vleugels onder de lichamen; laten liggen

2. Combineer de pistachenoten, peterselie, tijm, knoflook, sinaasappelschil en sinaasappelsap in een keukenmachine of blender. Verwerk tot er een dikke pasta ontstaat. Voeg, terwijl de processor draait, ¼ kopje olijfolie toe in een langzame, gestage stroom.

3. Maak met je vingers het vel van een kippenborst los, zodat er een zak ontstaat. Verdeel een kwart van het pistachemengsel gelijkmatig onder de korst. Herhaal met het resterende mengsel van kip en pistache. Verdeel de gesneden uien over de bodem van de ovenschotel; Leg de kippen met de borst naar boven op de uien. Dek af en zet 2 tot 12 uur in de koelkast.

4. Verwarm de oven voor op 425 ° F. Bak de kippen gedurende 30 tot 35 minuten of totdat een direct afleesbare thermometer in de dijspier 175 ° F registreert.

5. Meng ondertussen voor de dressing het sinaasappelsap, het citroensap, de peper en de mosterd in een kleine kom. Goed mengen. Voeg de resterende ½ kopje olijfolie toe in een langzame, gestage stroom, onder voortdurend kloppen.

6. Doe de rucola, venkel, venkelblaadjes en abrikozen in een grote kom voor de salade. Besprenkel lichtjes met dressing; goed gooien Bewaar het extra kledingstuk voor een ander doel.

7. Haal de kippen uit de oven; tent met folie en laat 10 minuten staan. Verdeel de salade gelijkmatig over acht serveerschalen. Snijd de kippen in de lengte doormidden; leg de kiphelften op de salades. Serveer onmiddellijk.

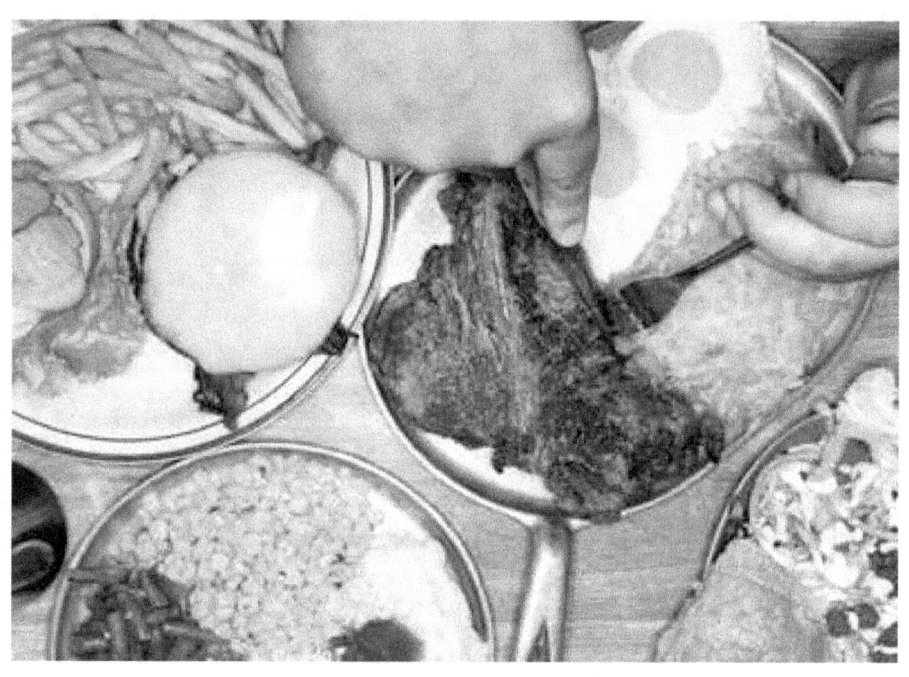

EENDENBORST MET GRANAATAPPEL- EN JICAMASALADE

VOORBEREIDING: 15 minuten koken: 15 minuten maken: 4 porties

DIAMANTPATROON SNIJDENEENDENBORSTVET LAAT HET VET VRIJKOMEN TERWIJL DE GARAM MASALA GEKRUIDE BORSTEN KOKEN. DE DRIPPINGS WORDEN GECOMBINEERD MET JICAMA, GRANAATAPPELPITJES, SINAASAPPELSAP EN RUNDERBOUILLON EN GEMENGD MET GROENE PAPRIKA'S VOOR EEN BEETJE VERWELKING.

4 Barbarijse eendenborsten zonder bot (ongeveer 1½ tot 2 pond totaal)
1 eetlepel garam masala
1 eetlepel ongeraffineerde kokosolie
2 kopjes jicama, in plakjes gesneden en geschild
½ kopje granaatappelpitjes
¼ kopje vers sinaasappelsap
¼ kopje runderbottenbouillon (zie het recept) of runderbouillon zonder zout
3 kopjes waterkers, stengels verwijderd
3 kopjes geraspte frisee en/of dun gesneden witlof

1. Maak met een scherp mes ondiepe diamantsneden met een onderlinge afstand van 2,5 cm in het vet van de eendenborsten. Bestrooi beide zijden van de borsthelften met de garam masala. Verhit een grote koekenpan op middelhoog vuur. Smelt de kokosolie in een hete pan. Leg de borsthelften met het vel naar beneden in de pan. Kook de schil gedurende 8 minuten, zodat deze niet te snel bruin wordt (zet indien nodig het vuur lager). Gedraaide eendenborsten; kook nog 5 tot 6 minuten of totdat de direct afleesbare thermometer in de borsthelften 145 ° F voor medium registreert. Verwijder de borsthelften en

bewaar de vloeistof in een pan; dek af met folie om warm te blijven.

2. Om de dressing te maken, voeg je de jicama toe aan de vloeistof in de pan; kook en roer op middelhoog vuur gedurende 2 minuten. Voeg de granaatappelpitjes, het sinaasappelsap en de runderbottenbouillon toe aan de pan. Aan de kook brengen; onmiddellijk van het vuur halen.

3. Meng voor de salade de waterkers en de friseta in een grote kom. Giet hete dressing over de greens; Bedek je

4. Verdeel de salade over vier borden. Snijd de eendenborsten in dunne plakjes en schik ze op de salades.

GEBRADEN KALKOEN MET KNOFLOOKWORTELPUREE

VOORBEREIDING:1 uur Gebraden: 2 uur en 45 minuten Set: 15 minuten Voor: 12 tot 14 porties

ZOEK ER EEN DIE EEN KALKOEN MAAKTNIET GEÏNJECTEERD MET ZOUTOPLOSSING. ALS ER OP HET ETIKET 'VERBETERD' OF 'ZELFVOORZIENEND' STAAT, ZIT HET WAARSCHIJNLIJK BOORDEVOL NATRIUM EN ANDERE ADDITIEVEN.

- 1 kalkoen tussen de 12 en 14 kilo
- 2 eetlepels mediterrane kruiden (ziehet recept)
- ¼ kopje olijfolie
- 3 pond middelgrote wortels, geschild, gesneden en in de lengte gehalveerd of in vieren gesneden
- 1 recept knoflookpuree (ziehet recept, onderstaand)

1. Verwarm de oven voor op 425 ° F. Verwijder de nek en ingewanden van kalkoen; bewaar het voor een ander gebruik indien gewenst. Trek de huid voorzichtig los van de rand van de borst. Ga met uw vingers onder de huid over de borst en over de trommelvliezen om een zak te creëren. Schep 1 eetlepel Mediterraans Kruid onder de huid; gebruik je vingers om gelijkmatig over de borst en trommel te verdelen. trek de nekhuid naar achteren; veilig met een pincho. Plaats de uiteinden van de trommel onder de huidband bovenop de staart. Als er geen leren banden zijn, bindt u de trommels aan de staart met een touwtje van 100% katoen. Vouw de vleugelpunten onder de rug.

2. Leg de kalkoen met de borst naar boven op een rooster in een diepe braadpan. Bestrijk de kalkoen met 2 eetlepels olie. Bestrooi de kalkoen met de rest van de mediterrane

kruiden. Steek een vleesthermometer in het midden van een spier in de binnenkant van de dij; de thermometer mag het bot niet raken. Bedek de kalkoen met folie.

3. Rooster gedurende 30 minuten. Verlaag de oventemperatuur tot 325 ° F. Kook anderhalf uur. Meng in een grote kom de wortels en de resterende 2 eetlepels olie; Bedek je Verdeel de wortels in een grote bakvorm. Verwijder de folie van de kalkoen en snijd het vel of het touwtje tussen de drumsticks. Rooster de wortels en de kalkoen nog eens 45 minuten tot 1¼ uur of tot een thermometer 175°F aangeeft.

4. Haal de kalkoen uit de oven. omslag; laat 15 tot 20 minuten rusten voordat u het aansnijdt. Serveer kalkoen met wortels en knoflookpuree.

Knoflookpuree: hak en schil 3 tot 3½ pond rutabagas en 1½ tot 2 pond selderij; Snijd in stukjes van 2 cm. Kook de rutabagas en de selderij in een pan van 6 liter in voldoende kokend water om ze 25 tot 30 minuten onder water te laten staan, of tot ze gaar zijn. Meng ondertussen in een kleine pan 3 eetlepels extra vergine olijfolie en 6 tot 8 gehakte teentjes knoflook. Kook op laag vuur gedurende 5 tot 10 minuten of tot de knoflook zeer geurig is, maar niet bruin. Voeg voorzichtig ¾ kopje kippenbottenbouillon toe (zie het recept) of kippenbouillon zonder zout. Aan de kook brengen; haal van het vuur. Giet de groenten af en doe ze terug in de pan. Pureer de groenten met een aardappelstamper of pureer ze met een elektrische mixer op lage stand. Voeg ½ theelepel zwarte peper toe. Pureer of klop het bouillonmengsel geleidelijk tot de groenten zijn gecombineerd en bijna glad zijn. Voeg indien nodig een extra ¼ kopje kippenbottenbouillon toe om de gewenste consistentie te bereiken.

GEVULDE KALKOENFILET MET PESTOSAUS EN RUCOLASALADE

VOORBEREIDING:30 minuten geroosterd: 1 uur en 30 minuten staan: 20 minuten bereiding: 6 porties

DEZE IS VOOR DE LIEFHEBBERS VAN WIT VLEESHAN - KALKOENFILET MET KROKANT VEL GEVULD MET ZONGEDROOGDE TOMATEN, BASILICUM EN MEDITERRANE KRUIDEN. RESTJES VORMEN EEN GEWELDIGE LUNCH.

1 kop zongedroogde tomaten (niet in olie)

1 kalkoenborst zonder vel van 4 pond, met vel erop

3 eetlepels mediterrane kruiden (zie het recept)

1 kopje verse basilicumblaadjes

1 eetlepel olijfolie

8 ons babyrucola

3 grote tomaten, gehalveerd en in plakjes gesneden

¼ kopje olijfolie

2 eetlepels rode wijnazijn

Zwarte peper

1½ kopje basilicumpesto (zie het recept)

1. Verwarm de oven voor op 375 ° F. Giet in een kleine kom voldoende kokend water over de gedroogde tomaten, zodat ze onder water staan. Laat gedurende 5 minuten staan; laat uitlekken en hak fijn.

2. Leg de kalkoenborst met de velkant naar beneden op een groot vel plasticfolie. Leg nog een vel plasticfolie over de kalkoen. Met de platte kant van een vleeshamer slaat u het borststuk voorzichtig plat tot een gelijkmatige dikte, ongeveer ¾ inch dik. Gooi de plasticfolie weg. Giet 1½ eetlepel mediterrane kruiden over het vlees. Garneer met

blaadjes tomaat en basilicum. Wikkel de kalkoenfilet voorzichtig in en houd de schil aan de buitenkant. Gebruik keukentouw van 100% katoen om het vlees op vier of zes plaatsen vast te binden. Bestrijk met 1 eetlepel olijfolie. Bestrooi het braadstuk met de resterende 1½ eetlepel mediterrane kruiden.

3. Leg het braadstuk op een rooster in een ondiepe pan, met het vel naar boven. Rooster, onafgedekt, gedurende 1½ uur of totdat een direct afleesbare thermometer in het midden 165 ° F registreert en de schil goudbruin en knapperig is. Haal de kalkoen uit de oven. Dek losjes af met folie; laat 20 minuten staan voordat je het aansnijdt.

4. Meng voor de rucolasalade in een grote kom de rucola, tomaten, ¼ kopje olijfolie, azijn en peper naar smaak. Verwijder de kettingen van het braadstuk. Snijd de kalkoen in dunne plakjes. Serveer met rucolasalade en basilicumpesto.

GEKRUIDE KALKOENBORST MET KERSEN BBQ-SAUS

VOORBEREIDING: 15 minuten braden: 1 uur 15 minuten laten staan: 45 minuten Maken: 6 tot 8 porties

DIT IS EEN LEKKER RECEPTALS JE IETS ANDERS WILT DOEN DAN HAMBURGERS, SERVEER DAN EEN MENIGTE OP EEN BARBECUE IN DE ACHTERTUIN. SERVEER MET EEN KNAPPERIGE SALADE, ZOALS KROKANTE BROCCOLISALADE (ZIEHET RECEPT) OF GEHAKTE SPRUITJESSALADE (ZIEHET RECEPT).

- 4 tot 5 pond kalkoenborst met been
- 3 eetlepels gerookte kruiden (ziehet recept)
- 2 eetlepels verse citroen
- 3 eetlepels olijfolie
- 1 glas droge witte wijn, bijvoorbeeld Sauvignon Blanc
- 1 kopje ongezoete verse of bevroren Bing-kersen, bleek en gehakt
- ⅓ kopje water
- 1 kopje barbecuesaus (ziehet recept)

1. Laat de kalkoenfilet 30 minuten op kamertemperatuur staan. Verwarm de oven voor op 325 ° F. Leg de kalkoenfilet met het vel naar boven op een bakplaat.

2. Meng de gerookte ham, het citroensap en de olijfolie in een kleine kom tot een pasta. Scheid de schil van het vlees; Verdeel de helft van het deeg voorzichtig onder de huid over het vlees. Verdeel de rest van de pasta gelijkmatig over de korst. Giet de wijn op de bodem van de pan.

3. Bak gedurende 1¼ tot 1½ uur of totdat de schil goudbruin is en een direct afleesbare thermometer in het midden van het braadstuk (zonder het bot aan te raken) een

temperatuur van 170°F registreert, waarbij de pan halverwege de kooktijd wordt rondgedraaid. Laat 15 tot 30 minuten staan voordat u het aansnijdt.

4. Meng ondertussen voor de kersenbarbecuesaus de kersen en het water in een middelgrote pan. Aan de kook brengen; verminder hitte Kook, onafgedekt, gedurende 5 minuten. Roer de barbecuesaus erdoor; Kook gedurende 5 minuten. Serveer warm of op kamertemperatuur met de kalkoen.

IN WIJN GEROOSTERDE KALKOENHAAS

VOORBEREIDING: 30 minuten koken: 35 minuten maken: 4 porties

DE KALKOENPAN VOORBEREIDENWIJN, GEHAKTE ROMATOMATEN, KIPPENBOUILLON, VERSE KRUIDEN EN GEMALEN RODE PEPER ZORGEN VOOR EEN HEERLIJKE SMAAK. SERVEER DEZE STOOFPOT IN ONDIEPE KOMMEN EN MET GROTE LEPELS, ZODAT JE BIJ ELKE HAP EEN SMAAKVOLLE BOUILLON KRIJGT.

- 2 kalkoenhaasjes van 8 tot 12 ounce, in stukken van 1 inch gesneden
- 2 eetlepels ongezouten gevogeltekruiden
- 2 eetlepels olijfolie
- 6 teentjes knoflook, fijngehakt (1 eetlepel)
- 1 kopje gehakte ui
- ½ kopje gehakte selderij
- 6 Roma-tomaten, ontpit en in blokjes gesneden (ongeveer 3 kopjes)
- ½ kopje droge witte wijn, zoals Sauvignon Blanc
- ½ kopje kippenbottenbouillon (zie het recept) of kippenbouillon zonder zout
- ½ theelepel fijngehakte verse rozemarijn
- ¼ tot ½ theelepel gemalen rode peper
- ½ kopje verse basilicumblaadjes, gehakt
- ½ kopje gehakte verse peterselie

1. Doe de stukken kalkoen in een grote kom en bestrijk ze met de gevogeltekruiden. Verhit 1 eetlepel olijfolie in een grote koekenpan met antiaanbaklaag op middelhoog vuur. Bak de kalkoen in porties in hete olie tot hij aan alle kanten bruin is. (De kalkoen mag niet gaar zijn.) Doe het mengsel op een bord en houd het warm.

2. Voeg de resterende 1 eetlepel olijfolie toe aan de pan. Verhoog het vuur tot middelhoog. Voeg de knoflook toe; kook en roer gedurende 1 minuut. Voeg ui en selderij toe; kook en roer gedurende 5 minuten. Voeg kalkoen- en pansap, tomaten, wijn, kippenbottenbouillon, rozemarijn en gemalen rode peper toe. Zet het vuur middelhoog. Dek af en kook gedurende 20 minuten, af en toe roerend. Voeg basilicum en peterselie toe. Dek af en kook nog 5 minuten of tot de kalkoen niet meer roze is.

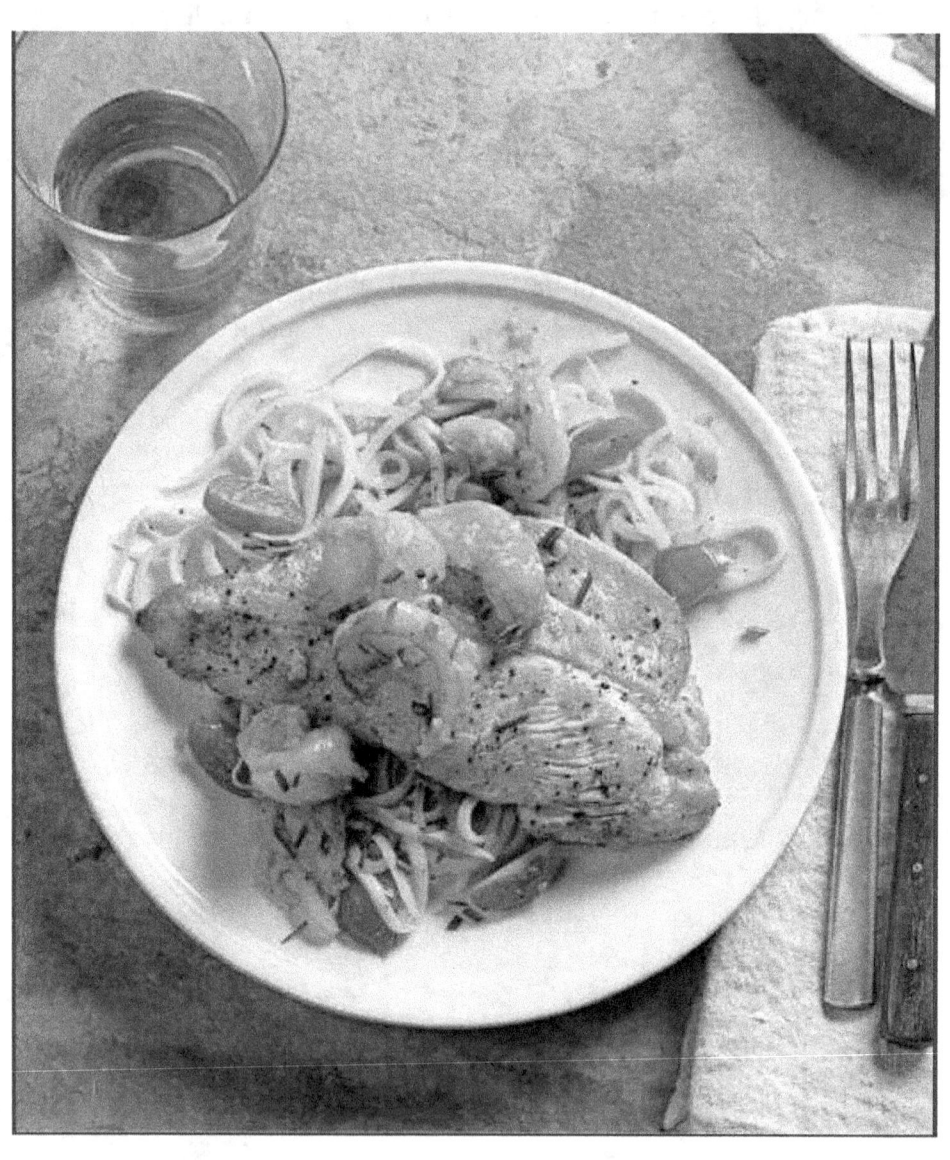

GEBAKKEN KALKOENFILET MET BIESLOOK-SCAMPISAUS

VOORBEREIDING: 30 minuten koken: 15 minuten maken: 4 porties FOTO

OM DE KALKOENFILETS DOORMIDDEN TE SNIJDEN ZO GELIJKMATIG MOGELIJK HORIZONTAAL, DRUK LICHTJES MET DE PALM VAN UW HAND EN OEFEN CONSTANTE DRUK UIT TERWIJL U HET VLEES SNIJDT.

- ¼ kopje olijfolie
- 2 kalkoenborstlendestukken van 8 tot 12 ounce, horizontaal doormidden gesneden
- ¼ theelepel versgemalen zwarte peper
- 3 eetlepels olijfolie
- 4 teentjes knoflook, fijngehakt
- 8 ons middelgrote garnalen gepeld en schoongemaakt, staarten verwijderd en in de lengte gehalveerd
- ¼ kopje droge witte wijn, kippenbouillon (zie het recept), of kippenbouillon zonder zout
- 2 eetlepels gehakte verse bieslook
- ½ theelepel fijn geraspte citroenschil
- 1 eetlepel verse citroen
- Pompoennoedels en tomaten (zie het recept, hieronder) (optioneel)

1. Verhit 1 eetlepel olijfolie in een grote koekenpan op middelhoog vuur. Voeg kalkoen toe aan de pan; bestrooi met peper. Verlaag het vuur tot medium. Bak gedurende 12 tot 15 minuten of tot ze roze zijn en de sappen helder zijn (165 ° F), draai ze halverwege de kooktijd een keer om. Haal de kalkoenkoteletten uit de pan. Bedek met folie om warm te blijven.

2. Verhit voor de saus in dezelfde pan 3 eetlepels olie op middelhoog vuur. Voeg de knoflook toe; kook gedurende

30 seconden. Roer de garnalen erdoor; kook en roer gedurende 1 minuut. Roer de wijn, bieslook en citroenschil erdoor; kook en roer nog 1 minuut of tot de garnalen ondoorzichtig zijn. Haal van het vuur; citroensap erdoor roeren. Giet de saus over de kalkoenkarbonades om te serveren. Serveer indien gewenst met pompoennoedels en tomaten.

Courgettenoedels en tomaten: Snijd met een mandoline- of julienneschiller 2 gele courgettes in julienne reepjes. Verhit 1 eetlepel extra vergine olijfolie in een grote koekenpan op middelhoog vuur. Pompoenreepjes toevoegen; kook gedurende 2 minuten. Voeg 1 kwart kopje druiventomaten en ¼ theelepel zwarte peper toe; kook nog 2 minuten of tot de pompoen knapperig is.

KALKOENPOTEN MET WORTELGROENTEN

VOORBEREIDING:30 minuten koken: 1 uur en 45 minuten Drankjes: 4 porties

DIT IS EEN VAN DIE GERECHTENJE WILT HET DOEN ALS JE TIJD HEBT OM EEN WANDELING TE MAKEN TERWIJL DE OVEN KOOKT OP EEN KOELE HERFSTAVOND. ALS JE VAN SPORTEN GEEN HONGER KRIJGT, ZAL HET ZEKER HEERLIJK RUIKEN ALS JE DOOR DE DEUR LOOPT.

3 eetlepels olijfolie

4 kalkoenpoten van 20 tot 24 ounce

½ theelepel versgemalen zwarte peper

6 teentjes knoflook, gepeld en fijngehakt

1 ½ theelepel venkelzaad, gehakt

1 theelepel hele peper, gemalen*

1½ kopje kippenbottenbouillon (zie het recept) of kippenbouillon zonder zout

2 takjes verse rozemarijn

2 takjes verse tijm

1 laurierblad

2 grote uien, geschild en in 8 stukken gesneden

6 grote wortels, geschild en in plakjes van 1 inch gesneden

2 grote rapen, geschild en in blokjes van 1 inch gesneden

2 middelgrote pastinaken, geschild en in plakjes van 1 inch gesneden**

1 bleekselderij, geschild en in stukjes van 1 cm gesneden

1. Verwarm de oven voor op 350 ° F. Verhit de olijfolie in een grote koekenpan op middelhoog vuur tot deze glinstert. Voeg 2 kalkoenpoten toe en kook ongeveer 8 minuten of tot de poten aan alle kanten goudbruin en knapperig en gelijkmatig bruin zijn. Leg de kalkoenpoten op een bord; herhaal met de resterende 2 kalkoenpoten. Laat het opzij.

2. Voeg de peper, knoflook, venkelzaad en peperkorrels toe aan de pan. Kook en roer op middelhoog vuur gedurende 1 tot 2 minuten of tot het geurig is. Roer de kippenbottenbouillon, rozemarijn, tijm en laurier erdoor. Breng aan de kook en roer om eventuele gebruinde stukjes van de bodem van de pan op te vangen. Haal de pan van het vuur en zet opzij.

3. Combineer ui, wortels, rapen, pastinaak en selderij in een grote Nederlandse oven met een goed sluitend deksel. Voeg vloeistof uit de pan toe; Bedek je Druk de kalkoenpoten in het groentemengsel. Dek af met deksel.

4. Bak ongeveer 1 uur en 45 minuten of tot de groenten gaar zijn en de kalkoen gaar is. Serveer kalkoenpoten en groenten in grote, ondiepe kommen. Giet de pan-sappen af.

*Tip: Om de peper- en venkelzaadjes fijn te maken, leg je de zaadjes op een snijplank. Druk met de platte kant van een koksmes naar beneden om de zaden lichtjes te verpletteren.

**Tip: Snij grote stukken paprika in blokjes.

GEKRUIDE KALKOEN MET GEKARAMELISEERDE UIENKETCHUP EN GEROOSTERDE KOOL

VOORBEREIDING:15 minuten koken: 30 minuten bakken: 1 uur staan 10 minuten: 5 minuten maken: 4 porties

ABSOLUUT EEN KLASSIEK GEHAKTBROOD MET KETCHUPALS KETCHUP OP HET PALEOMENU STAAT (ZIE<u>HET RECEPT</u>) HEEFT GEEN TOEGEVOEGD ZOUT OF SUIKER. HIER WORDT KETCHUP GEMENGD MET GEKARAMELISEERDE UIEN, DIE VÓÓR HET BAKKEN OP HET GEHAKTBROOD WORDEN GESTAPELD.

- 1 ½ kilo kalkoengehakt
- 2 eieren, lichtgeklopt
- ½ kopje amandelmeel
- ⅓ kopje gehakte verse peterselie
- ¼ kopje in dunne plakjes gesneden (2)
- 1 eetlepel gehakte verse salie of 1 eetlepel gedroogde salie, geraspt
- 1 eetlepel gehakte verse tijm of 1 eetlepel gedroogde tijm, geplet
- ¼ theelepel zwarte peper
- 2 eetlepels olijfolie
- 2 zoete uien, gehalveerd en in dunne plakjes gesneden
- 1 kopje bleke ketchup (zie<u>het recept</u>)
- 1 kleine koolkop, gehalveerd, gedraaid en in 8 stukken gesneden
- ½ tot 1 theelepel gemalen rode peper

1. Verwarm de oven voor op 350 ° F. Bekleed een grote bakplaat met bakpapier; laten liggen Meng in een grote kom gemalen kalkoen, eieren, amandelmeel, peterselie, lente-uitjes, salie, tijm en zwarte peper. Verdeel het kalkoenmengsel in de voorbereide ovenschaal in een broodvorm van 20 x 10 cm. Bak gedurende 30 minuten.

2. Verhit ondertussen voor de gekarameliseerde uienketchup in een grote koekenpan 1 eetlepel olijfolie op middelhoog vuur. Voeg de ui toe; kook ongeveer 5 minuten of tot de ui bruin begint te worden, onder regelmatig roeren. Zet het vuur middelhoog; kook ongeveer 25 minuten of tot ze goudbruin en zeer zacht zijn, af en toe roeren. Haal van het vuur; Roer de Paleo-ketchup erdoor.

3. Schep wat gekarameliseerde uienketchup over het kalkoenbrood. Schik de koolpartjes rond het brood. Gooi de kool met de resterende 1 eetlepel olijfolie; bestrooi met gemalen rode peper. Bak ongeveer 40 minuten of totdat een direct afleesbare thermometer in het midden van het brood 165 ° F aangeeft, voeg de gekarameliseerde uien toe met extra ketchup en draai de koolpartjes na 20 minuten. Laat het kalkoenbrood 5 tot 10 minuten rusten voordat u het gaat snijden.

4. Serveer kalkoenbrood met koolpartjes en de overgebleven gekarameliseerde uien met ketchup.

TURKIJE POSOLE

VOORBEREIDING: 20 minuten braden: 8 minuten koken: 16 minuten maken: 4 porties

BIJGERECHTEN BIJ DEZE VERWARMENDE SOEP IN MEXICAANSE STIJLZE ZIJN MEER DAN DECORATIES. KORIANDER VOEGT EEN KENMERKENDE SMAAK, AVOCADO-ROMIGHEID EN GEROOSTERDE NUGGETS TOE AAN EEN HEERLIJKE CRUNCH.

8 verse tomaten

1¼ tot 1½ kilo kalkoengehakt

1 rode paprika, zonder zaadjes en in dunne, hapklare reepjes gesneden

½ kopje gehakte ui (1 middelgrote)

6 teentjes knoflook, fijngehakt (1 eetlepel)

1 eetlepel Mexicaanse kruiden (zie het recept)

2 kopjes kippenbottenbouillon (zie het recept) of kippenbouillon zonder zout

1 blik van 14,5 ounce ongezouten, in de vlam geroosterde tomaten, ongedraineerd

1 jalapeño- of serranopeper, zonder zaadjes en fijngehakt (zie tip)

1 middelgrote avocado, gehalveerd, geschild, ontpit en in dunne plakjes gesneden

¼ kopje ongezouten nuggets, geroosterd (zie tip)

¼ kopje gehakte verse koriander

Vijl wiggen

1. Verwarm de grill voor. Verwijder het vel van de tomatillos en gooi het weg. Was de tomaten en snijd ze doormidden. Leg de tomatillohelften op het rooster van een onverwarmde koekenpan. Rooster 4 tot 5 inch van het vuur gedurende 8 tot 10 minuten of tot ze licht verkoold zijn, en draai ze halverwege het braden een keer om. Laat iets afkoelen in de pan op een rooster.

2. Kook ondertussen in een grote koekenpan de kalkoen, paprika en ui op middelhoog vuur gedurende 5-10 minuten of tot de kalkoen bruin is en de groenten zacht

zijn. Roer met een houten lepel om het vlees tijdens het koken te breken. . Giet indien nodig het vet af. Voeg knoflook en Mexicaanse kruiden toe. Kook en roer nog 1 minuut.

3. Meng ongeveer tweederde van de verkoolde tomaten en 1 kopje kippenbottenbouillon in een blender, dek af en mix tot een gladde massa. Voeg het kalkoenmengsel toe aan de koekenpan. Roer de resterende 1 kop kippenbottenbouillon, ongedraineerde tomaten en chilipepers erdoor. Snijd de rest van de tomaten grof; voeg toe aan het kalkoenmengsel. Aan de kook brengen; verminder hitte Dek af en kook gedurende 10 minuten.

4. Schep de soep in ondiepe borden om te serveren. Werk af met avocado, pepitas en koriander. Haal de limoenpartjes over de soep om ze uit te knijpen.

KIPPENBOTTENBOUILLON

VOORBEREIDING:Braden 15 minuten: koken 30 minuten: afkoelen 4 uur: 's nachts
Drinken: ongeveer 10 glazen

VOOR DE MEEST VERSE EN BESTE SMAAK - EN DE HOOGSTEVOEDINGSWAARDE - GEBRUIK ZELFGEMAAKTE KIPPENBOUILLON IN UW RECEPTEN. (HET BEVAT OOK GEEN ZOUT, BEWAARMIDDELEN OF ADDITIEVEN.) HET ROOSTEREN VAN DE BOTTEN VOORDAT ZE IN BRAND WORDEN GESTOKEN, VERBETERT DE SMAAK. TERWIJL ZE LANGZAAM IN VLOEISTOF WORDEN GEKOOKT, DOORDRENKEN DE BOTTEN DE BOUILLON MET MINERALEN ZOALS CALCIUM, FOSFOR, MAGNESIUM EN KALIUM. DE SLOWCOOKERVARIANT HIERONDER MAAKT HET BIJZONDER GEMAKKELIJK. VRIES HET IN CONTAINERS VAN 2 TOT 4 KOPJES IN EN ONTDOOI ALLEEN WAT U NODIG HEEFT.

- 2 pond kippenvleugels en ruggen
- 4 wortels, gehakt
- 2 grote preien, alleen de witte en lichtgroene delen, in dunne plakjes gesneden
- 2 stengels bleekselderij met bladeren, grof gesneden
- 1 pastinaak, grof gesneden
- 6 grote takjes Italiaanse (platte) peterselie
- 6 takjes verse tijm
- 4 teentjes knoflook, in tweeën gedeeld
- 2 theelepels hele peper
- 2 volle granen
- koud water

1. Verwarm de oven voor op 425 ° F. Schik kippenvleugels en ruggen op een grote bakplaat; Rooster gedurende 30-35 minuten of tot ze goed bruin zijn.

2. Leg de gebruinde stukken kip en de stukken op elkaar op de bakplaat in een grote, gebruinde kom. Voeg wortels, prei, selderij, pastinaak, peterselie, tijm, knoflook, peper en kruidnagel toe. Voeg voldoende koud water (ongeveer 12 kopjes) toe aan een grote kom om de kip en groenten te bedekken. Breng op middelhoog vuur aan de kook; pas de hitte aan om de bouillon op een zeer laag vuur te houden, waardoor het oppervlak van de bubbels wordt gebroken. Dek af en kook gedurende 4 uur.

3. Zeef de hete bouillon door een groot vergiet bekleed met twee lagen vochtige 100% kaasdoek. Gooi vaste stoffen weg. Dek de bouillon af en laat een nacht afkoelen. Verwijder voor gebruik de vetlaag van de bouillon en gooi deze weg.

Tip: Om de bouillon lichter te maken (optioneel), combineer 1 eiwit, 1 losgeklopt ei en ¼ kopje koud water in een kleine kom. Roer het mengsel door de gezeefde bouillon in de pot. Terug naar koken. Haal van het vuur; laat 5 minuten staan. Zeef de hete bouillon door een vergiet bekleed met een koele dubbele laag 100% katoenen doek. Koel af en schep het vet af voordat u het gebruikt.

Gebruiksaanwijzing voor slowcooker: Bereid zoals aangegeven, behalve in stap 2, plaats de ingrediënten in een slowcooker van 5 tot 6 liter. Dek af en kook op laag vuur gedurende 12 tot 14 uur. Ga verder zoals aangegeven in stap 3. Voor ongeveer 10 kopjes.

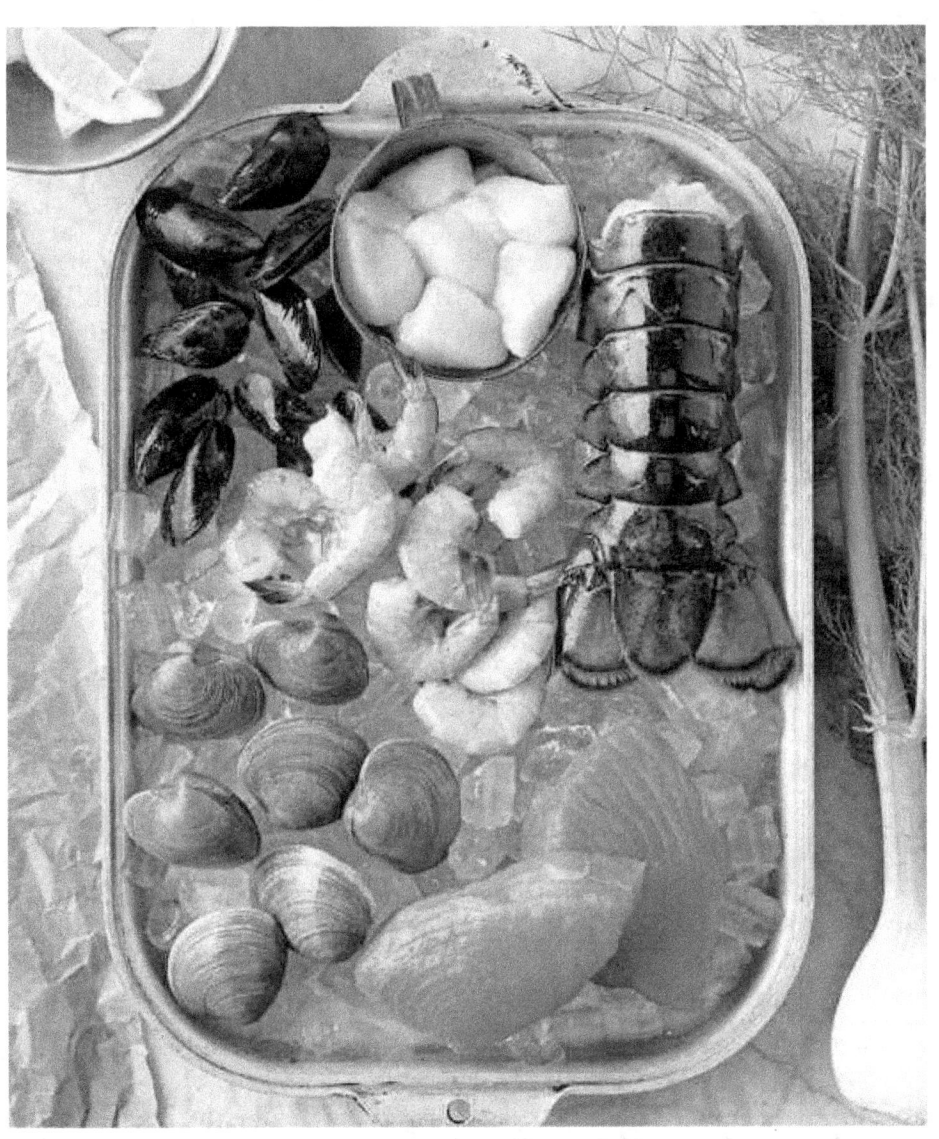

HARISSA GROENE ZALM

VOORBEREIDING:25 minuten in de oven: 10 minuten op de grill: 8 minuten bereiding: 4 portiesFOTO

ER WORDT STANDAARD BLEEKMIDDEL GEBRUIKTSNIJD VERSE RAUWE ASPERGES IN DUNNE LINTEN VOOR DE SALADE. MET SPRANKELENDE CITRUSVINAIGRETTE (ZIEHET RECEPT) EN GEROOSTERDE ZONNEBLOEMPITTEN IS EEN VERFRISSENDE AANVULLING OP DE PITTIGE ZALM- EN GROENE KRUIDENSAUS.

DE ZALM
4 plakjes verse of bevroren zalm van 6 tot 8 ounce, 1 inch dik

Olijfolie

HARISSA
1½ eetlepel komijnzaad

1 ½ theelepel korianderzaad

1 kopje verse peterselieblaadjes, stevig verpakt

1 kopje verse koriander (bladeren en stengels)

2 jalapeños, zonder zaadjes en fijngehakt (zietip)

1 ui, in stukjes gesneden

2 teentjes knoflook

1 theelepel fijn geraspte citroenschil

2 eetlepels verse citroen

⅓ kopje olijfolie

GEKRUIDE ZONNEBLOEMPITTEN
⅓ kopje rauwe zonnebloempitten

1 theelepel olijfolie

1 theelepel gerookte kruiden (ziehet recept)

SALADE
12 grote aspergesperen, gehakt (ongeveer 1 pond)

⅓ kopje Heldere Citrus Azijn Azijn (ziehet recept)

1. Ontdooi de vis, indien bevroren; dep droog met keukenpapier. Bestrijk beide zijden van de vis lichtjes met olijfolie. Laat het opzij.

2. Rooster voor de harissa het komijnzaad en korianderzaad in een kleine pan op middelhoog vuur gedurende 3 tot 4 minuten of tot ze licht geroosterd en geurig zijn. Combineer het komijn- en korianderzaad, de peterselie, koriander, jalapeños, ui, knoflook, citroenschil, citroensap en olijfolie in een keukenmachine. Verwerk tot een gladde massa. Laat het opzij.

3. Verwarm voor gekruide zonnebloempitten de oven voor op 300 ° F. Bekleed een bakplaat met bakpapier; laten liggen Combineer zonnebloempitten en 1 theelepel olijfolie in een kleine kom. Strooi Smoky Sweet over de zaden; roer om te coaten. Verdeel de zonnebloempitten gelijkmatig over het bakpapier. Bak ongeveer 10 minuten of tot ze lichtbruin zijn.

4. Voor een houtskool- of gasgrill plaats je de zalm op een ingevette grill direct op middelhoog vuur. Dek af en gril gedurende 8 tot 12 minuten, of tot de vis begint te schilferen als je hem met een vork test, en draai hem halverwege het koken een keer om.

5. Snijd ondertussen voor de salade de asperges met een dunschiller in lange dunne linten. Breng over naar een bord of middelgrote kom. (De uiteinden zullen afbreken als de speren dun worden; doe ze in een bord of kom.) Sprenkel de citrusvinaigrette over de geschoren speren. Bestrooi met geroosterde zonnebloempitten.

6. Leg voor het serveren een plakje op elk van de vier borden; Leg op elk plakje wat harissagroen. Serveer met gehakte aspergesalade.

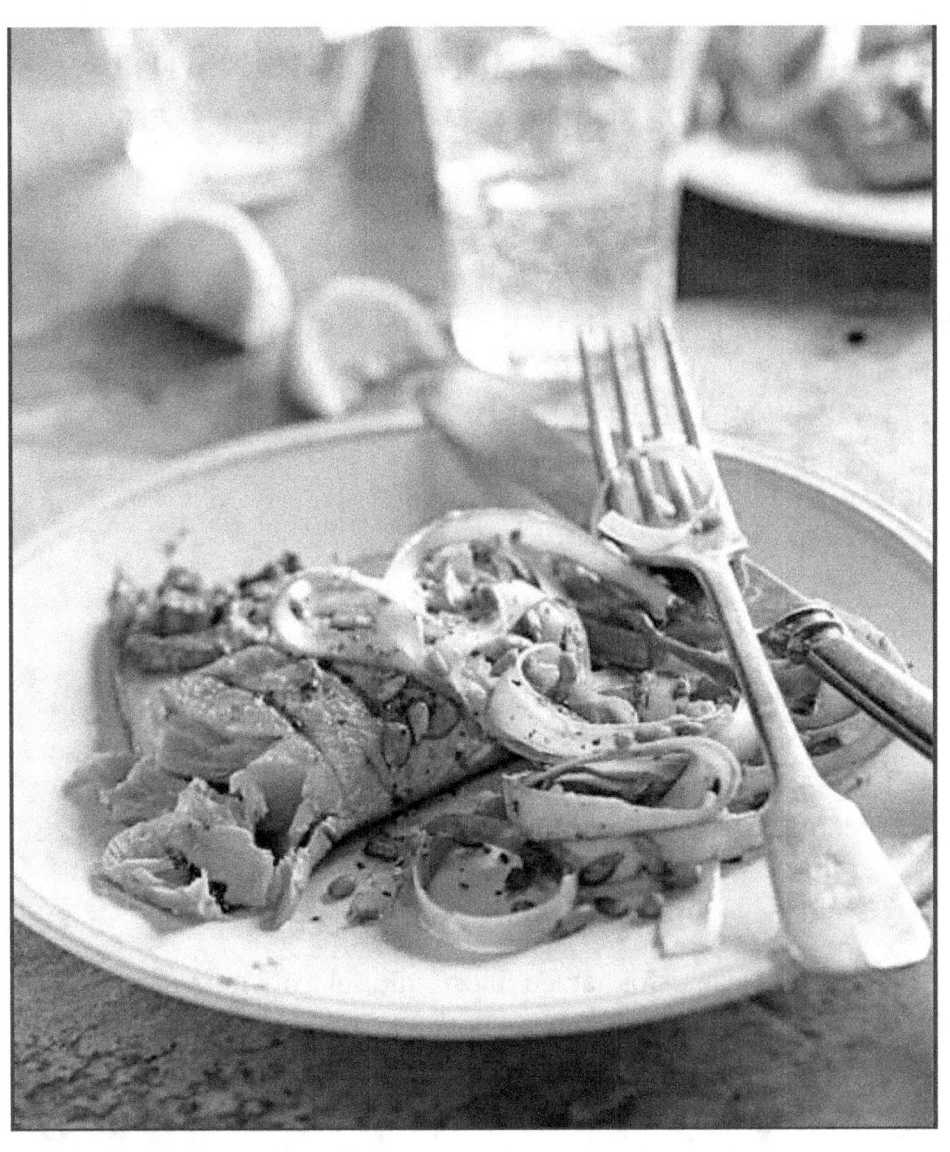

GEGRILDE ZALMARTISJOK MET GEMARINEERDE HARTSALADE

VOORBEREIDING:20 minuten op de grill: 12 minuten bereiding: 4 porties

VAAK HET BESTE GEREEDSCHAP OM EEN SALADE TE GOOIENHET ZIJN JOUW HANDEN IN DEZE SALADE KUNT U DE MALSE SLA EN ARTISJOKKEN GELIJKMATIG OP DE GRILL BEWERKEN MET SCHONE HANDEN.

- 4 6-ounce filets verse of bevroren zalm
- 1 9-ounce pakket bevroren artisjokharten, ontdooid en uitgelekt
- 5 eetlepels olijfolie
- 2 eetlepels fijngehakte sjalotjes
- 1 eetlepel fijn geraspte citroenschil
- ¼ kopje vers citroensap
- 3 eetlepels gehakte verse oregano
- ½ theelepel versgemalen zwarte peper
- 1 eetlepel mediterrane kruiden (zie het recept)
- 1 5-ounce pakket gemengde babysla

1. Ontdooi de vis, indien bevroren. maak de vis schoon; dep droog met keukenpapier. Zet de vis opzij.

2. Meng de artisjokharten in een middelgrote kom met 2 eetlepels olijfolie; laten liggen Meng in een grote kom 2 eetlepels olijfolie, sjalotjes, citroenschil, citroensap en oregano; laten liggen

3. Voor een houtskool- of gasgrill plaats je de artisjokharten in een grillmand en plaats je ze direct op de grill op middelhoog vuur. Dek af en gril gedurende 6 tot 8 minuten of tot ze goed ingewreven en verwarmd zijn, onder regelmatig roeren. Haal de artisjokken van de grill.

Laat 5 minuten afkoelen en voeg dan de artisjokken toe aan het sjalottenmengsel. Breng op smaak met peper; Bedek je Laat het opzij.

4. Bestrijk de zalm met de resterende 1 eetlepel olijfolie; Bestrooi met mediterrane kruiden. Leg de zalm op de grill, met de gekruide kant naar beneden, direct op middelhoog vuur. Dek af en gril gedurende 6 tot 8 minuten, of tot de vis begint te schilferen als je hem met een vork test, en draai hem halverwege voorzichtig om.

5. Voeg de sla toe aan de kom met gemarineerde artisjokken; gooi voorzichtig om te coaten. Serveer de gegrilde zalmsalade.

FLASH CHILI SALIE GEROOSTERDE ZALM MET GROENE TOMATENSALSA

VOORBEREIDING:35 minuten afkoelen: 2 tot 4 uur braden: 10 minuten bereiding: 4 porties

HET VERWIJST NAAR DE "FLASH ROASTING" -TECHNIEKVOEG VANUIT EEN DROGE PAN IN DE OVEN OP HOOG VUUR EEN BEETJE OLIE EN VIS, KIP OF VLEES TOE (HET SIST!), EN MAAK HET GERECHT VERVOLGENS AF IN DE OVEN. SNEL BRADEN VERKORT DE BEREIDINGSTIJD EN ZORGT VOOR EEN KNAPPERIGE KORST AAN DE BUITENKANT EN EEN SAPPIGE EN SMAAKVOLLE BINNENKANT.

DE ZALM

- 4 filets van 5 tot 6 ounce verse of bevroren zalm
- 3 eetlepels olijfolie
- ¼ kopje fijngehakte ui
- 2 teentjes knoflook, gepeld en in plakjes gesneden
- 1 eetlepel gemalen koriander
- 1 eetlepel gemalen komijn
- 2 theelepels zoete paprika
- 1 theelepel gedroogde oregano, geraspt
- ¼ theelepel cayennepeper
- ⅓ kopje vers citroensap
- 1 eetlepel gehakte verse salie

GROENE TOMATENSALSA

- 1½ kopjes gehakte stevige groene tomaten
- ⅓ kopje fijngehakte rode ui
- 2 eetlepels gehakte verse koriander
- 1 jalapeño, zonder zaadjes en fijngehakt (zie*tip*)
- 1 teentje knoflook, fijngehakt

½ theelepel gemalen komijn
¼ theelepel chilipoeder
2 tot 3 eetlepels vers citroensap

1. Ontdooi de vis, indien bevroren. maak de vis schoon; dep droog met keukenpapier. Zet de vis opzij.

2. Meng voor de chili-saliepasta in een kleine pan 1 eetlepel olijfolie, ui en knoflook. Kook op laag vuur gedurende 1 tot 2 minuten of tot het geurig is. Roer koriander en komijn erdoor; kook en roer gedurende 1 minuut. Roer paprika, oregano en cayennepeper erdoor; kook en roer gedurende 1 minuut. Voeg citroensap en salie toe; kook en roer ongeveer 3 minuten of tot er een gladde pasta ontstaat; vers

3. Bestrijk beide zijden van de plakjes met je vingers met de chili-saliepasta. Plaats de vis in een glas of een niet-reactieve schaal; dek het goed af met plasticfolie. Zet 2 tot 4 uur in de koelkast.

4. Meng ondertussen voor de salsa de tomaten, ui, koriander, jalapeño, knoflook, komijn en chilipoeder in een middelgrote kom. Goed roeren om te mengen. Besprenkel met citroensap; Bedek je

4. Verwijder met een rubberen spatel zoveel mogelijk beslag uit de zalm. Gooi de pasta weg.

5. Plaats een grote gietijzeren koekenpan in de oven. Zet de oven op 500 ° F. Verwarm de oven voor met een koekenpan.

6. Haal de hete pan uit de oven. Giet 1 eetlepel olijfolie in de pan. Kantel de pan zodat de bodem van de pan met olie

wordt bedekt. Leg de filets in de pan, met het vel naar beneden. Bestrijk de plakjes met de resterende 1 eetlepel olijfolie.

7. Kook de zalm ongeveer 10 minuten of tot de vis begint te schilferen als je hem met een vork test. Serveer de vis met de saus.

GEROOSTERDE ZALM EN ASPERGES EN PAPILLOTE MET CITROEN-HAZELNOOTPESTO

VOORBEREIDING: 20 minuten braden: 17 minuten Voor: 4 porties

KOKEN "EN PAPILLOTE" BETEKENT SIMPELWEG KOKEN OP PAPIER. HET IS OM VELE REDENEN EEN PRACHTIGE MANIER VAN KOKEN. VIS EN GROENTEN WORDEN GESTOOMD IN DE PERKAMENTVERPAKKING, WAARDOOR DE SAPPEN, SMAAK EN VOEDINGSSTOFFEN BEHOUDEN BLIJVEN, EN ER ZIJN GEEN POTTEN EN PANNEN OM LATER OP TE RUIMEN.

- 4 6-ounce filets verse of bevroren zalm
- 1 kopje licht verpakte verse basilicumblaadjes
- 1 kopje verse peterselieblaadjes, licht gehakt
- ½ kopje hazelnoten, geroosterd*
- 5 eetlepels olijfolie
- 1 theelepel fijn geraspte citroenschil
- 2 eetlepels verse citroen
- 1 teentje knoflook, fijngehakt
- 1 pond dun gesneden asperges
- 4 eetlepels droge witte wijn

1. Ontdooi zalm, indien bevroren. maak de vis schoon; dep droog met keukenpapier. Verwarm de oven voor op 400 ° F.

2. Meng voor de pesto de basilicum, peterselie, hazelnoten, olijfolie, citroenschil, citroensap en knoflook in een blender of keukenmachine. Dek af en meng of verwerk tot een gladde massa; laten liggen

3. Knip vier vierkanten van 30 cm perkamentpapier. Leg voor elk pakketje een plakje zalm in het midden van bakpapier. Beleg met een kwart van de asperges en 2-3 eetlepels pesto; blus met 1 eetlepel wijn. Breng de twee tegenoverliggende zijden van het bakpapier samen en vouw ze meerdere keren over de vis. Vouw de uiteinden van het perkamentpapier om. Herhaal dit om nog drie pakketten te maken.

4. Rooster gedurende 17 tot 19 minuten of tot de vis begint te schilferen wanneer u deze test met een vork (open de verpakking voorzichtig om te controleren op gaarheid).

* Tip: Om de hazelnoten te roosteren, verwarm de oven voor op 350°F. Verdeel de noten in een enkele laag op een bakplaat. Bak gedurende 8 tot 10 minuten of tot het licht geroosterd is, roer één keer om gelijkmatig te roosteren. Koel de noten een beetje. Leg de warme noten op een schone doek; Wrijf met een handdoek om losse huid te verwijderen.

GEKRUIDE ZALM MET INGEWREVEN CHAMPIGNON-APPELMOES

BEGIN TOT EIND: Voor 40 minuten: 4 porties

HELE ZALMFILETGEGARNEERD MET EEN MIX VAN GEBAKKEN CHAMPIGNONS, SJALOTTEN EN APPELSCHIJFJES MET RODE SCHIL - EN GESERVEERD OP EEN BEDJE VAN FELGROENE SPINAZIE - IS HET EEN INDRUKWEKKEND GERECHT OM AAN GASTEN TE SERVEREN.

- 1 hele zalmfilet van 1½ pond, vers of bevroren, met vel
- 1 eetlepel venkelzaad, fijngemalen*
- ½ theelepel gedroogde salie, geraspt
- ½ theelepel gemalen koriander
- ¼ theelepel droge mosterd
- ¼ theelepel zwarte peper
- 2 eetlepels olijfolie
- 1½ kopjes verse champignons, in vieren gedeeld
- 1 middelgrote sjalot, in dunne plakjes gesneden
- 1 kleine kookappel, in vieren gesneden, klokhuis verwijderd en in dunne plakjes gesneden
- ¼ kopje droge witte wijn
- 4 kopjes verse spinazie
- Kleine takjes verse salie (optioneel)

1. Ontdooi zalm, indien bevroren. Verwarm de oven voor op 425 ° F. Bekleed een grote bakplaat met bakpapier; laten liggen maak de vis schoon; dep droog met keukenpapier. Plaats de zalm met de huid naar beneden in de voorbereide oven. Meng de venkelzaadjes, ½ theelepel gedroogde salie, koriander, mosterd en peper in een

kleine kom. Strooi gelijkmatig over de zalm; wrijf met je vingers.

2. Meet de dikte van de vis. Kook de zalm 4 tot 6 minuten per ½ inch dikte of tot de vis begint te schilferen als je hem met een vork test.

3. Verhit ondertussen voor de pannensaus de olijfolie in een grote koekenpan op middelhoog vuur. Voeg champignons en sjalotten toe; kook 6 tot 8 minuten of tot de champignons zacht zijn en bruin beginnen te worden, af en toe roeren. voeg de appel toe; dek af en kook en roer nog 4 minuten. Voeg voorzichtig de wijn toe. Kook, onafgedekt, gedurende 2 tot 3 minuten of tot de appelschijfjes gaar zijn. Breng het champignonmengsel met een middelgrote lepel over in een middelgrote kom; afdekken om warm te blijven.

4. Kook de spinazie in dezelfde pan gedurende 1 minuut of tot de spinazie slinkt, onder voortdurend roeren. Verdeel de spinazie over vier serveerschalen. Snij de zalmfilet in vier gelijke stukken, snij door de schil maar niet door. Gebruik een grote spatel om de stukken zalm van de schil te halen; Leg op elk bord een stukje zalm op de spinazie. Giet het champignonmengsel gelijkmatig over de zalm. Garneer eventueel met verse salie.

*Tip: Gebruik een vijzel of kruidenmolen om het venkelzaad fijn te malen.

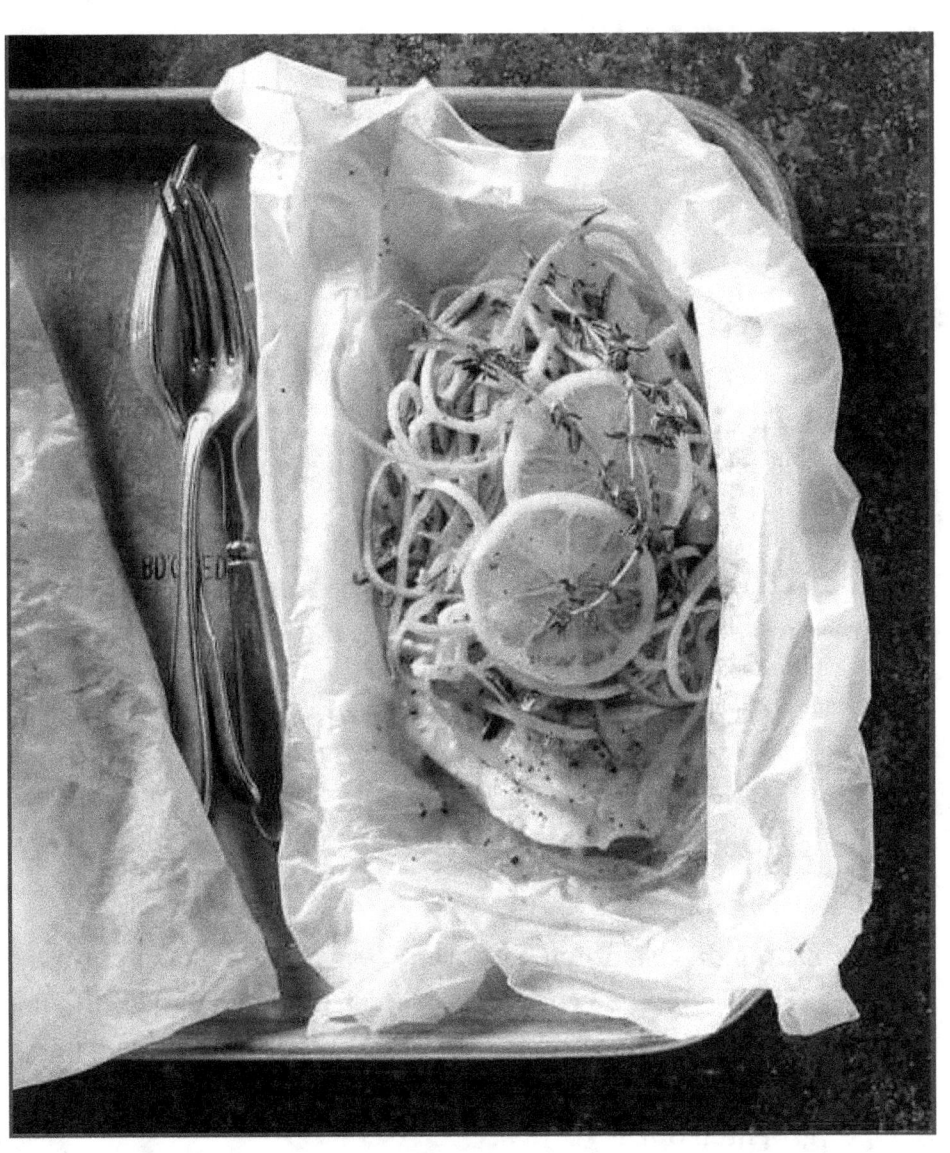

ZEETONG EN PAPILLOTE JULIENNE MET GROENTEN

VOORBEREIDING: Bak gedurende 30 minuten: 12 minuten Voor: 4 porties FOTO

JE KUNT GROENTEN ZEKER JULIENNE MAKEN MET EEN GOED SCHERP KOKSMES, MAAR HET KOST VEEL TIJD. EEN JULIENNESCHILLER (ZIE "APPARATUUR") MAAKT SNEL LANGE, DUNNE, DUURZAME REEPJES GROENTE.

- 4 tot 6 ons verse of bevroren tong, bot of andere stevige witte vis
- 1 courgette, julienne gesneden
- 1 grote wortel, julienne gesneden
- ½ rode ui, julienne gesneden
- 2 Roma-tomaten, zonder zaadjes en fijngehakt
- 2 teentjes knoflook, fijngehakt
- 1 eetlepel olijfolie
- ½ theelepel zwarte peper
- 1 citroen, in 8 dunne plakjes gesneden, zaadjes verwijderd
- 8 takjes verse tijm
- 4 eetlepels olijfolie
- ¼ kopje droge witte wijn

1. Ontdooi de vis, indien bevroren. Verwarm de oven voor op 375 ° F. Meng de courgette, wortel, ui, tomaat en knoflook in een grote kom. Voeg 1 eetlepel olijfolie en ¼ theelepel peper toe; goed roeren om te combineren. Laat de groenten opzij.

2. Knip vier vierkanten van 14 inch perkamentpapier. maak de vis schoon; dep droog met keukenpapier. Plaats een plakje in het midden van elk vierkant. Bestrooi met de resterende ¼ theelepel peper. Snijd de groenten, schijfjes

citroen en takjes tijm gelijkmatig in plakjes. Bestrijk elke stapel met 1 eetlepel olijfolie en 1 eetlepel witte wijn.

3. Werk met één pakje tegelijk, verwijder beide zijden van het bakpapier en vouw het meerdere keren over de vis. Vouw de uiteinden van het perkamentpapier om.

4. Leg de pakketjes op een grote bakplaat. Bak ongeveer 12 minuten of tot de vis begint te schilferen als je hem met een vork test (open de verpakking zorgvuldig om te controleren op gaarheid).

5. Plaats elk pakket op een bord om te serveren; open de pakjes voorzichtig.

VISTACO'S MET RUCOLA-PESTO EN GEROOKTE CITROENCRÈME

VOORBEREIDING: 30 minuten grillen: 4 tot 6 minuten voor een dikte van ½ inch Voor: 6 porties

DE TONG KUN JE VERVANGEN DOOR KABELJAUW- GEEN TILAPIA. TILAPIA IS HELAAS EEN VAN DE SLECHTSTE VISKEUZES. HET GROEIT BIJNA OVERAL OP DE BOERDERIJ EN VAAK ONDER ERBARMELIJKE OMSTANDIGHEDEN; DAAROM MOET TILAPIA, HOEWEL HET BIJNA ALOMTEGENWOORDIG IS, WORDEN VERMEDEN.

- 4 plakjes van 4 tot 5 ounce verse of bevroren tong, ½ inch dik
- 1 recept Rucola Pesto (zie het recept)
- ½ kopje cashewroom (zie het recept)
- 1 theelepel gerookte kruiden (zie het recept)
- ½ theelepel fijn geraspte citroenschil
- 12 slablaadjes
- 1 rijpe avocado, gehalveerd, geblancheerd, geschild en in dunne plakjes gesneden
- 1 kopje gehakte tomaat
- ¼ kopje gehakte verse koriander
- 1 citroen, in partjes gesneden

1. Ontdooi de vis, indien bevroren. maak de vis schoon; dep droog met keukenpapier. Zet de vis opzij.

2. Wrijf wat rucola-pesto over beide kanten van de vis.

3. Bij een houtskool- of gasgrill plaats je de vis op een ingevette grill, direct op middelhoog vuur. Dek af en gril gedurende 4 tot 6 minuten, of tot de vis begint te schilferen als je hem met een vork test, en draai hem halverwege het koken een keer om.

4. Klop ondertussen voor de Smoky Lime Cream in een kleine kom de cashewroom, de rokerige kruiden en de citroenschil door elkaar.

5. Verdeel de vis met een vork. Vul de boterblaadjes met vis, plakjes avocado en tomaat; bestrooi met koriander. Besprenkel de taco's met Smoky Lime Cream. Serveer met partjes citroen om over de taco's uit te knijpen.

ZOOL MET AMANDELHUID

VOORBEREIDING: 15 minuten koken: 3 minuten maken: 2 porties

GEWOON WAT AMANDELMEEL CREËERT EEN MOOI KORSTJE IN DEZE SNELKOKENDE GEBAKKEN VIS, GESERVEERD MET ROMIGE DILLE-MAYO EN VERSE CITROEN.

12 ons verse of bevroren tongplakken

1 eetlepel citroenkruidkruiden (zie het recept)

¼ tot ½ theelepel zwarte peper

⅓ kopje amandelmeel

2 tot 3 eetlepels olijfolie

¼ kopje Paleo Mayo (zie het recept)

1 theelepel gehakte verse dille

Schijfjes citroen

1. Ontdooi de vis, indien bevroren. maak de vis schoon; dep droog met keukenpapier. Meng in een kleine kom de citroengraskruiden en peper. Bestrijk beide zijden van de filets met het kruidenmengsel en druk lichtjes aan zodat het blijft plakken. Verdeel het amandelmeel op een groot bord. Bagger één kant van elk plakje in amandelmeel en druk lichtjes aan om te hechten.

2. Verhit in een grote koekenpan voldoende olie om de pan op middelhoog vuur te bedekken. Voeg de vis toe, met de afgedekte kant naar beneden. Kook gedurende 2 minuten. Draai de vis voorzichtig om; kook nog 1 minuut of tot de vis begint te schilferen wanneer u deze test met een vork.

3. Klop voor de saus de Paleo Mayo en de dille in een kleine kom. Serveer de vis met de saus en partjes citroen.

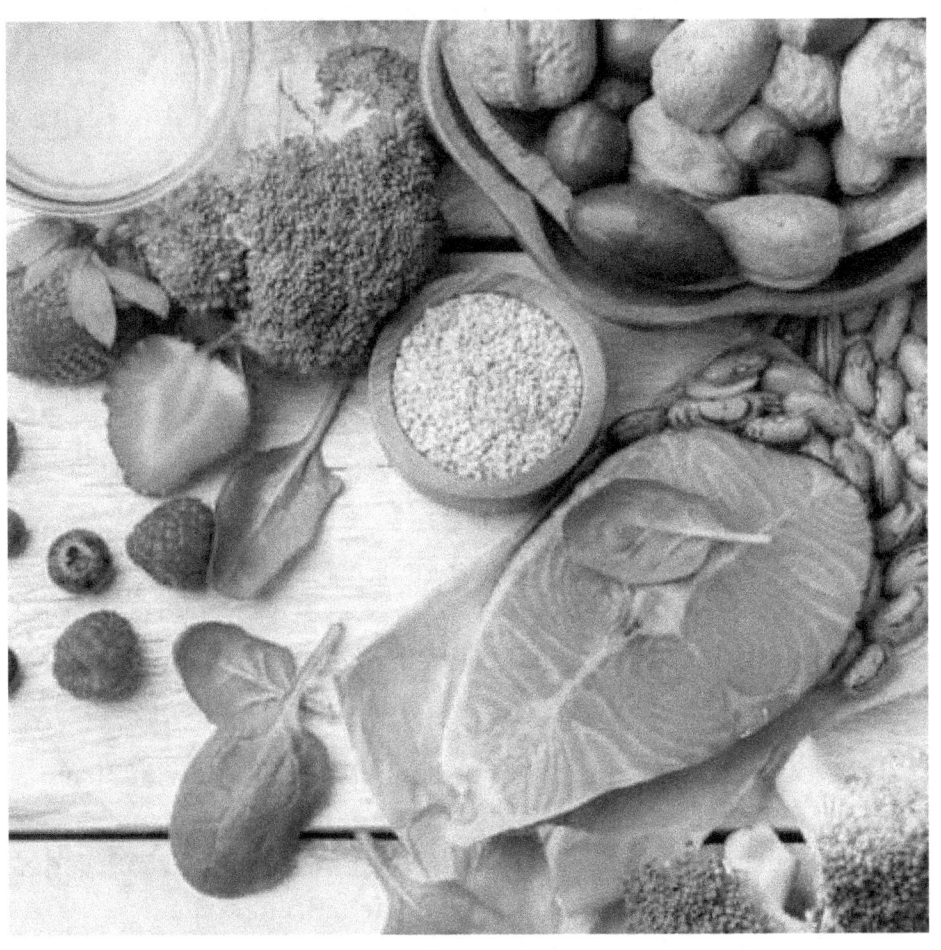

GEGRILDE KABELJAUW- EN COURGETTESCHIJFJES MET MANGO-BASILICUMSAUS

VOORBEREIDING:20 minuten op de grill: 6 minuten bereiding: 4 porties

1 tot 1 ½ pond verse of bevroren kabeljauw, ½ tot 1 inch dik

4 4 stukjes papier van 24 inch lang en 12 inch breed

1 middelgrote courgette, in julienne-reepjes gesneden

Citroengraskruiden (ziehet recept)

¼ kopje Chipotle Paleo Mayo (ziehet recept)

1 tot 2 eetlepels rijpe mangopuree*

1 eetlepel vers citroen- of limoensap of rijstwijnazijn

2 eetlepels gehakte verse basilicum

1. Ontdooi de vis, indien bevroren. maak de vis schoon; dep droog met keukenpapier. Snijd de vis in vier stukken.

2. Vouw elk vel papier dubbel, zodat een vierkant van 30 cm ontstaat. Plaats een stuk vis in het midden van een vierkant papier. Garneer met een kwart van de courgette. Bestrooi met citroenkruidkruiden. Breng twee tegenoverliggende zijden van het papier bij elkaar en vouw ze meerdere keren over de courgette en vis. Vouw de uiteinden van het papier. Herhaal dit om nog drie pakketten te maken. Klop voor de saus in een kleine kom de Chipotle Paleo Mayo, mango, limoensap en basilicum door elkaar; laten liggen

3. Voor een houtskoolgrill of gasgrill plaats je de pakketjes direct op de geoliede grill op middelhoog vuur. Dek af en gril gedurende 6 tot 9 minuten, of tot de vis met een vork gaatjes prikt en de courgette knapperig is (open de

verpakking voorzichtig om te testen op gaarheid). Kantel de pakketjes niet tijdens het grillen. Bestrijk elke portie met saus.

*Tip: Om mangopuree te maken, combineer ¼ kopje gehakte mango en 1 eetlepel water in een blender. Dek af en meng tot een gladde massa. Voeg overgebleven mangopuree toe aan een smoothie.